マイクロ美食2023

電子レンジで簡単・時短レシピ

直人 山岸

目次

トラウトパケット

2人前

プロのシェフはこれをトルーテ・アン・パピローテと呼んでいます。簡単に準備されたデリケートなトラウトの包みは、スマートな魚のコースを作ります。

きれいにしたマス2匹、それぞれ450 g/1ポンド、洗ったが頭はつけたまま

玉ねぎ1個（厚切り）

厚めにスライスしたレモンまたはライム1個

乾燥した月桂樹の葉2枚、粗く砕く

ハーブ・ド・プロヴァンス2.5ml/小さじ1/2

塩 小さじ1/5ml

それぞれ40 3 35 cm / 16 3 14の長方形のベーキングシートを2つ用意します。月桂樹の葉と一緒に魚の空洞にタマネギとレモンまたはライムのスライスを置きます。羊皮紙の長方形に移し、ハーブと塩を振りかけます.各マスを個別に包み、両方の小包を一緒に浅い皿に入れます.皿を一度ひっくり返しながら、フルで14分間調理します。2分間放置します。それぞれを温めた皿に移し、テーブルで包みを開けます。

照りあんあんこ小豆入り

4人前

125 g/4 オンスのフレンチ(グリーン) またはケニア豆、トッピングとテール

150 ml/¼ pt/2/3 カップの熱湯

アンコウ450g

コーンフラワー（コーンスターチ） 15ml/大さじ1

中華五香粉1.5–2.5ml/小さじ¼–½½

ライスワインまたはミディアムシェリー45ml/大さじ3

ボトル入りオイスターソース 小さじ1/5ml

ごま油2.5ml/小さじ1/2

つぶしたにんにく1片

50 ml/2 fl oz/3½ tbsp 熱湯

しょうゆ15ml/大さじ1

卵麺、お召し上がりください

豆を半分にします。1.25 リットル/2¼ pt/5½ カップの丸い皿に入れます。沸騰したお湯を加えます。ラップ（ラップ）で覆い、蒸気を逃がすために2回切ります。フルで4分間調理します。排水して脇に置きます。アンコウは洗い、細切りにする。コーンフラワーとスパイス パウダーをライス ワインまたはシェリー酒と滑らかになるまで混ぜます。残りの材料をかき混ぜます。豆が調理された皿に移します。ふたをせずに、フルで1分半調理します。滑らかになるまでかき混ぜてから、豆とアンコウを混ぜます。前と同じように蓋をして、フルで4分間調理します。2分間放置してから、かき混ぜてサーブします.

シャイニング・エビとマンゲットアウト

4人前

シャイニング アンコウとスレンダー ビーンズの場合と同じように準備しますが、豆の代わりにサヤエンドウ (サヤエンドウ) を使用し、2 分半から 3 分だけ調理します。アンコウはむき海老で代用。

サイダーとカルヴァドスを添えたノルマンディー産タラ

4人前

バターまたはマーガリン50g/2オンス/¼カップ

玉ねぎ1個（非常に薄くスライス）

にんじん3本（非常に薄くスライス）

きのこ50 g

大きなタラのステーキ4 枚、各約225 g/8 オンス

塩 小さじ1/5ml

サイダー150ml/¼pt/2/3カップ

コーンフラワー（コーンスターチ）15ml/大さじ1

冷水25ml/大さじ1½

カルヴァドス15ml/大さじ1

パセリ（飾り用）

直径20cmの深皿にバターまたはマーガリンの半分を入れます。45 ～ 60 秒間、完全に覆いをせずに溶かします。タマネギ、ニンジン、マッシュルームを混ぜます。その上に魚を一重に並べます。塩をまぶします。サイダーを皿に注ぎ、残りのバターまたはマーガリンをステーキに点在させます. ラップ（ラップ）で覆い、蒸気を逃がすために2回切ります。皿を4回ひっくり返しながら、フルで8分間調理します。料理酒を丁寧に捨てて保存します。コーンフラワーを水とカルヴァドスとよく混ぜます。魚汁を加える。ソースがとろみがつくまで、30秒ごとに泡だて器で2～2分半調理します。温めたお皿に魚を並べ、野菜をのせます。ソースをからめ、パセリを飾る。

魚のパエリア

6～8人分

海外旅行で世界に知られるスペイン随一の米料理。

900 g/2 ポンドの皮をむいた鮭の切り身、角切り

サフランパウダー1袋

熱湯60ml/大さじ4

オリーブオイル30ml/大さじ2

玉ねぎ2個、みじん切り

つぶしたにんにく2片

ピーマン1個（種を取り、粗みじん切り）

225 g/8 oz/1 カップ イタリアまたはスペインのリゾット ライス

冷凍または生のエンドウ豆175 g/6 oz/1½ カップ

600 ml/1 pt/2½ カップの熱湯

塩7.5ml/小さじ1½

トマト3 個、湯通しし、皮をむき、4 等分する

75g/3オンス/3/4カップの調理済みハム、さいの目に切る

125 g/4 オンス/1 カップのむき海老 (海老)

250 g/9 oz/1 缶のムール貝の塩水漬け

飾り用のレモンのくさびまたはスライス

直径25 cm/10インチのキャセロール皿 (ダッチ オーブン) の端にサーモン キューブを並べ、中央に小さなくぼみを残します。皿にラップ（ラップ）をかぶせ、蒸気を逃がすために2回切ります。魚がフレーク状になり、ちょうど火が通ったように見えるまで、皿を2回裏返しながら、解凍して10 ～ 11分間調理します。液体を排出して保存し、サーモンを取っておきます。皿を洗って乾かします。サフランを小さなボウルに空け、熱湯を加えて10分間浸します。きれいにした皿に油を注ぎ、玉ねぎ、にんにく、ピーマンを加えます。蓋をせずにフルで4分間調理します。米、サフランと浸漬水、エンドウ豆、サーモン キューブ、予約したサーモン液、熱湯、塩を加えます。徹底的に、しかし穏やかに混ぜます。前と同じように蓋をして、フルで10分間調理します。電子レンジに10分間放置します。さらに5分間完全に調理します。トマトとハムを取り出し、慎重に混ぜます。エビ、ムール貝、レモンを飾り、サーブします。

浸したニシン

4人前

4 ニシン、約 450 g/1 ポンド、切り身

月桂樹の大きな葉 2 枚、粗く砕く

15 ml/大さじ 1 のミックス ピクルス スパイス

玉ねぎ 2 個、スライスして輪切りにする

150 ml/¼ pt/2/3 カップの熱湯

グラニュー糖 小さじ4/20ml

塩 10ml/小さじ2

モルトビネガー 90ml/大さじ6

バターを塗ったパン

ニシンの切り身は皮を内側にして、頭から尻尾まで巻く。深さ 25 cm/10 インチのディッシュの端を丸く並べます。月桂樹の葉とスパイスをふりかけます。ニシンの間にオニオンリングを並べます。残りの材料をよく混ぜ合わせ、スプーンで魚にかけます。ラップ（ラップ）で覆い、蒸気を逃がすために2回切ります。フルで18分間調理します。冷ましてから冷やす。パンとバターで冷やして食べる。

ムール・マリニエール

4人前

ベルギーの郷土料理で、サイドディッシュのチップス(フライドポテト) が添えられます。

新鮮なムール貝 900 ml/2 ポイント/5 カップ

バターまたはマーガリン 大さじ15g

玉ねぎのみじん切り 1個

つぶしたにんにく 1片

辛口白ワイン 150ml/¼pt/2/3カップ

ブーケガルニサシェ 1袋

乾燥したローリエ 1 枚、砕いたもの

塩 7.5ml/小さじ1½

新鮮な白パン粉 20ml/小さじ4

パセリのみじん切り 20ml/小さじ4

ムール貝を冷たい流水で洗います。フジツボをすべてそぎ落としてから、あごひげを切り落とします。殻にひびが入っているムール貝や開いているムール貝は捨ててください。彼らは食中毒を引き起こす可能性があります。もう一度洗います。バターまたはマーガリンを深めのボウルに入れます。フルで約 30 秒間、覆いをせずに溶かします。玉ねぎとにんにくを混ぜます。プレートで覆い、2回かき混ぜながら、フルで6分間調理します。ワイン、ブーケガルニ、月桂樹の葉、塩、ムール貝を加えます。軽くかき混ぜて混ぜます。前と同じように蓋をして、フルで5分間調理します。スロット付きスプーンを使用して、ムール貝を 4 つの深いボウルまたはスープ プレートに移します。パン粉とパセリの半分を調理液に入れ、スプーンでムール貝にかけます。残りのパセリをふりかけて、すぐにお召し上がりください。

サバのルバーブとレーズンソース添え

4人前

彩りのよい甘酸っぱいタレがコクのあるサバを美しく引き立てます。

粗く刻んだ若いルバーブ350 g

熱湯60ml/大さじ4

レーズン30ml/大さじ2

グラニュー糖30ml/大さじ2

バニラエッセンス（エキス） 2.5ml/小さじ1/2

細かくすりおろした皮とレモンの果汁 1/2 個分

サバ4 尾、皮をむき、骨を取り、頭を取り除く

バターまたはマーガリン50g/2オンス/¼カップ

塩と挽きたての黒胡椒

ルバーブと水をキャセロール皿（ダッチオーブン）に入れます。ラップ（ラップ）で覆い、蒸気を逃がすために2回切ります。皿を3回ひっくり返しながら、フルで6分間調理します。ルバーブの蓋を開け、つぶして果肉にする。レーズン、砂糖、バニラエッセンス、レモンの皮を入れて混ぜ、取っておきます。サバの皮を手前にして、頭から尻尾に向かって横半分に折ります。直径20cmの深皿にバターまたはマーガリンとレモン汁を入れます。2分間完全に溶かします。魚を加え、溶かした具材をまぶします。塩こしょうをふりかける。ラップ（ラップ）で覆い、蒸気を逃がすために2回切ります。魚がフレーク状になるまで、中火で 14 ～ 16 分間調理します。2分間放置します。ルバーブソースをフルで1分間加熱し、サバを添えます.

ニシンのアップルサイダーソース添え

4人前

ルバーブとレーズンソースを添えたサバと同様に準備しますが、ルバーブの代わりに皮をむいて芯を取り除いた調理用（タルト）リンゴを使用し、水の代わりにサイダーを沸騰させます. レーズンを省略します。

鯉のゼリーソース

4人前

新鮮なコイ1尾をきれいに洗い、8枚の薄切りにする

モルトビネガー30ml/大さじ2

薄くスライスしたニンジン3本

玉ねぎ3個、薄切り

600 ml/1 pt/2½ カップの熱湯

10–15 ml/小さじ2–3 塩

鯉を洗い、魚がかぶるくらいの酢を加えた冷水に3時間浸す。（これで濁りがとれます。）直径23cmの深皿ににんじんと玉ねぎを入れ、熱湯と塩を入れます。ラップ（ラップ）で覆い、蒸気を逃がすために2回切ります。皿を4回ひっくり返しながら、フルで20分間調理します。排水し、液体を確保します。（野菜は魚のスープや炒め物に使用できます。）液体を皿に戻します。鯉を1つのレイヤーに追加します。前と同じようにふたをして、皿を2回ひっくり返しながら8分間完全に調理します。3分間放置します。魚のスライスを使用して、鯉を浅い皿に移します。カバーして冷やす。液体を水差しに移し、軽くゼリー状になるまで冷やします。魚の上にゼリーをスプーンでかけ、サーブします。

アプリコットのロールモップ

4人前

ドライアプリコット75g

冷水150ml/¼pt/2/3カップ

スライスしたタマネギが入ったロールモップを3 つ購入

150 g/5 オンス/2/3 カップの生クリーム

ミックスサラダの葉

クリスプブレッド

あんずは洗って一口大に切る。冷水と一緒にボウルに入れます。ひっくり返したお皿をかぶせて、5分加熱する。5分間放置します。ドレイン。ロールモップを短冊状にカットします。アプリコットにタマネギと生クリームを添えます。よく混ぜます。蓋をして冷蔵庫で4～5時間マリネします。サラダの葉にクリスプブレッドを添えて。

ポーチドキッパー

1人前

電子レンジで加熱すると、家に浸透する臭いが止まり、キッパーがジューシーで柔らかくなります。

染色していない大きなキッパー1 個、約 450 g/1 ポンド
冷水 120ml/1/2カップ
バターまたはマーガリン

尾を捨ててキッパーをトリムします。必要に応じて、冷水を数回交換して塩分を減らし、水気を切ります。水と一緒に大きくて浅い皿に入れます。ラップ（ラップ）で覆い、蒸気を逃がすために2回切ります。フルで4分間調理します。温めたお皿にバターかマーガリンを添えてお召し上がりください。

えびマドラス

4人前

25 g/1 オンス/大さじ 2 のギーまたは 15 ml/大さじ 1 の落花生 (ピーナッツ) 油

玉ねぎ2個、みじん切り

つぶしたにんにく 2片

ホットカレーパウダー 15ml/大さじ1

クミン 5ml/小さじ1

ガラムマサラ 小さじ1/5ml

ライム1個分のジュース

魚または野菜のストック 150 ml/¼ pt/2/3 カップ

トマトピューレ（ペースト） 30ml/大さじ2

サルタナ（ゴールデンレーズン） 60ml/大さじ4

450 g/1 lb/4 カップ 皮をむいたエビ (冷凍の場合は解凍)

ゆでた長粒米 175 g/6 オンス/¾ カップ

ポパドム

直径20cmの深皿にギーまたはオイルを入れます。ふたをせず、フルで 1 分間加熱します。玉ねぎとにんにくをよく混ぜます。ふたをせずにフルで 3 分間調理します。カレー粉、クミン、ガラムマサラ、ライムジュースを加えます。2回かき混ぜながら、フルで3分間調理します。ストック、トマトピューレ、スルタナを加えます。ひっくり返したプレートで覆い、フルで5分間調理します。エビは必要に応じて水気を切り、皿に加えて混ぜ合わせます。ふたをせずに、フルで1分半調理します。ご飯とポパドムを添えて。

マティーニ プレイス ロール ソース添え

4人前

カレイの切り身8 枚、各175 g/6 オンス、洗浄および乾燥

塩と挽きたての黒胡椒

レモン汁1個分

ウスターソース2.5ml/小さじ1/2

バターまたはマーガリン25g/1オンス/大さじ2

エシャロット4個（皮をむいてみじん切り）

加熱したハム100 g/3½ oz/1 カップ、細切りにする

きのこ400g（薄切り）

コーンフラワー（コーンスターチ）20ml/小さじ4

冷たい牛乳20ml/小さじ4

チキンストック250ml/1カップ

シングル（ライト）クリーム150g/¼pt/2/3カップ

上白糖2.5ml/小さじ1/2

ウコン1.5ml/小さじ1/4

マティーニ ビアンコ10ml/小さじ2

魚に塩、こしょうで下味をつける。レモン汁とウスターソースで 15 ～ 20 分間マリネします。ソースパン（フライパン）にバターまたはマーガリンを溶かします。エシャロットを加え、柔らかく半透明になるまで軽く炒める（ソテーする）。ハムときのこを加え、7分間炒める。コーンフラワーと冷たい牛乳を滑らかになるまでブレンドし、残りの材料を加えます。アカガレイのフィレを巻き上げ、カクテル スティック (つまようじ) で突き刺します。直径20cmの深皿に並べる。きのこの混合物でコーティングします。ラップ（ラップ）で覆い、蒸気を逃がすために2回切ります。フルで10分間調理します。

クルミと貝のラグー

4人前

オリーブオイル30ml/大さじ2

玉ねぎ1個（皮をむいてみじん切り）

にんじん2本（皮をむき、細かくさいの目に切る）

セロリの茎3本、細切りにする

赤(ピーマン) 1 個、種を取り、細切りにする

ピーマン1 個（種を取り、細切りにする）

小さく切ったズッキーニ1 個

ロゼワイン250ml/1カップ

ブーケガルニサシェ1袋

325 ml/11 液量オンス/11/3 カップの野菜または魚のストック

400 g/14 oz/1 缶のトマトのみじん切り

イカリング125g

125 g/4 オンスの調理済みムール貝

レモンソールまたはヒラメの切り身200 g/7 oz

大海老（ジャンボシュリンプ）4尾、茹でる

クルミ 50g/2オンス/1/2カップ、粗く刻む

30ml/大さじ2

ジン10ml/小さじ2

レモン汁 小さじ1/2

グラニュー糖 小さじ1/2 2.5ml

バゲット 1個

粗く刻んだバジルの葉 30ml/大さじ2

2.5 リットル/4½ pt/11 カップの皿に油を注ぎます。ふたをせず、フルで 2 分間加熱します。下ごしらえした野菜を加えて油を絡めます。ラップ（ラップ）で覆い、蒸気を逃がすために2回切ります。フルで5分間調理します。ワインとブーケガルニを加える。前と同じように蓋をして、フルで5分間調理します。ストック、トマト、魚を追加します。再びふたをして、フルで10分間調理します。バジル以外の材料を全て混ぜ合わせる。再びふたをして、4分間完全に調理します。バジルを散らして、温かいうちにお召し上がりください。

たら鍋

4人前

バターまたはマーガリン25g/1オンス/大さじ2

玉ねぎ1個（皮をむいてみじん切り）

にんじん2本（皮をむき、細かくさいの目に切る）

薄くスライスしたセロリの茎2本

中辛口の白ワイン150 ml/¼ pt/2/3 カップ

400 g/14 オンスの皮をむいたタラの切り身、大きな立方体に切る

コーンフラワー（コーンスターチ）15ml/大さじ1

冷たい牛乳75ml/大さじ5

魚または野菜のストック350ml/12液量オンス/1½カップ

塩と挽きたての黒胡椒

刻んだディル（ディルウィード）75ml/大さじ5

ダブル（ヘビー）クリーム300ml/½pt/1¼カップ軽くホイップ

卵黄2個

バターまたはマーガリンを直径 20 cm/8 インチのキャセロール皿 (ダッチ オーブン) に入れます。ふたをせず、フルで 2 分間加熱します。野菜とワインを混ぜます。ラップ（ラップ）で覆い、蒸気を逃がすために2回切ります。フルで5分間調理します。3

分間放置します。明らかにする。魚を野菜に加える。コーンフラワーと冷たい牛乳を滑らかになるまで混ぜ、ストックと一緒にキャセロールに加えます。季節。前と同じように蓋をして、フルで8分間調理します。ディルを追加します。生クリームと卵黄をよく混ぜ合わせ、キャセロールに入れます。ふたをして、フルで1分半調理します。

たらの燻製鍋

4人前

タラ鍋と同じように準備しますが、スモークしたタラのフィレを新鮮なものに置き換えます。

アンコウのゴールデンレモンクリームソース

6人前

フルクリームミルク300ml/½pt/1¼カップ

バターまたはマーガリン25 g/1 オンス/大さじ2 、キッチン温度で

アンコウの切り身675 g（一口大に切る）

薄力粉45ml/大さじ3

卵黄 大2個

レモン大1個分の果汁

2.5–5 ml/½ –1 tsp 塩

細かく刻んだタラゴン2.5ml/小さじ1/2

調理済みのヴォロ・ヴァン・ケース (パティ・シェル) またはトーストしたチャバタ・パンのスライス

牛乳を水差しに注ぎ、ふたをせずにフルで 2 分間温めます。直径20cmの深皿にバターまたはマーガリンを入れます。ふたをせず、解凍して 1 分半解凍します。魚の塊を小麦粉でコーティングし、皿のバターまたはマーガリンに加えます. 牛乳をそっと注ぎます。ラップ（ラップ）で覆い、蒸気を逃がすために2回切ります。フルで7分間調理します。卵黄、レモン汁、塩を混ぜ合わせ、魚に混ぜます。ふたをせずにフルで2分間調理します。5分間放置します。ぐるぐるとかき混ぜ、タラゴンをふりかけ、ヴォルヴァンのケースまたはトーストしたチャバタのスライスと一緒に提供します。

ソールのゴールデンレモンクリームソース

6人前

アンコウのゴールデン レモン クリーム ソースと同様に準備しますが、アンコウのチャンクの代わりに、短冊状に切ったソールを使用します。

サーモンのオランデーズ

4人前

サーモン ステーキ 4 枚、各 175 ～200 g/6 ～7 オンス

150 ml/水 1/4 pt/水 2/3 カップまたは辛口白ワイン

2.5ml/小さじ1/2の塩

オランデーズソース

直径20cmの深めのお皿の側面にステーキを並べます。水またはワインを加えます。魚に塩をまぶします。ラップ（ラップ）で覆い、蒸気を逃がすために2回切ります。解凍して（サーモンの吐き出しを防ぐため）16～18分間調理します。4 分間放置します。魚のスライスを入れた 4 つの温めたプレートに持ち上げ、液体を排出します。それぞれをオランデーズソースでコーティング。

サーモンのオランデーズコリアンダー添え

4人前

サーモンのオランデーズソースと同じように準備しますが、調理が終わったらすぐに刻んだコリアンダー (コリアンダー) 30 ml/大さじ 2 をソースに加えます。風味を増すには、刻んだレモンバーム小さじ10mlを混ぜます。

サーモンマヨネーズフレーク

6人前

新鮮なサーモンの切り身900 g（皮をむいたもの）

塩と挽きたての黒胡椒

溶かしバターまたはマーガリン（お好みで）

50 g/2 オンス/½ カップのフレーク (スライス) アーモンド、トースト

細かく刻んだ小玉ねぎ1 個

パセリのみじん切り 30ml/大さじ2

刻んだタラゴン 小さじ1/5ml

200 ml/7 液量オンス/少量1 カップのフランス風マヨネーズ

レタスの葉

フェンネルスプレー（飾り用）

サーモンを4つに分けます。深さ 25 cm/10 インチのディッシュの端を丸く並べます。塩こしょうをふり、お好みで溶かしバターまたはマーガリンを上からかける。ラップ（ラップ）で覆い、蒸気を逃がすために2回切ります。解凍して20分間調理します。ぬるま湯になるまで冷ましてから、2本のフォークで魚をほぐします。ボウルに移し、アーモンドの半分とタマネギ、パセリ、タラゴンを加えます。マヨネーズをよく混ぜてしっとりするまで、そっと混ぜます。長皿にレタスの葉を並べます。その上にサーモンマヨネーズを一列に並べます。残りのアーモンドを散らし、フェンネルを飾ります。

サーモンの地中海風ロースト

6〜8人分

中切りサーモン1.5kg

オリーブオイル60ml/大さじ4

レモン汁60ml/大さじ4

トマトピューレ（ペースト）60ml/大さじ4

刻んだバジルの葉15ml/大さじ1

塩7.5ml/小さじ1½

水気を切ったケーパー45ml/大さじ3

パセリのみじん切り45ml/大さじ3

サーモンを洗い、うろこをすべてそぎ落とします。直径20cmの深皿に入れる。残りの材料を一緒に泡だて器で混ぜ、魚の上にスプーンでかけます。プレートで覆い、冷蔵庫で3時間マリネします。ラップ（ラップ）で覆い、蒸気を逃がすために2回切ります。皿を2回ひっくり返しながら、フルで20分間調理します。サーブする部分に分けます。

ケジャリーとカレー

4人前

ケジャリーは、20 世紀初頭のインドの植民地時代に特に関連する朝食用の料理でしたが、今では昼食に提供されることが多くなっています。

350 g/12 オンスの燻製ハドックまたはタラの切り身

冷水 60ml/大さじ4

バターまたはマーガリン 50g/2オンス/¼カップ

バスマティライス 225g/1カップ

マイルドなカレー粉 15ml/大さじ1

600 ml/1 pt/2½ カップの熱湯

ゆで卵 3 個

シングル（ライト）クリーム 150ml/¼pt/2/3 カップ

パセリのみじん切り 15ml/大さじ1

塩と挽きたての黒胡椒

パセリの小枝（飾り用）

冷水を入れた浅い皿に魚を入れます。ラップ（ラップ）で覆い、蒸気を逃がすために2回切ります。フルで5分間調理します。ドレイン。皮と骨を取り除き、フォーク2本で肉をほぐします。バターまたはマーガリンを 1.75 リットル/3 pt/7½ カップの耐熱サービングディッシュに入れ、1.5 ～ 2 分間解凍して溶かします。ご飯、カレー粉、熱湯を入れて混ぜます。前と同じように蓋をして、フルで15分間調理します。卵2個を刻み、魚、クリーム、パセリと一緒に皿に入れ、味を調えます。フォークを丸め、ひっくり返したお皿をかぶせて5分加熱する。残りの卵をスライスします。電子レンジから皿を取り出し、スライスした卵とパセリの小枝を飾ります。

スモークサーモンのケジャリー

4人前

カレーとケジャリーの場合と同じように準備しますが、スモークしたハドックまたはタラの代わりに、細切りに切った225 g/8オンスのスモーク サーモン (lox) を使用します。スモークサーモンは事前に調理する必要はありません。

魚の燻製キッシュ

6人前

175 g/6 オンスのショートクラスト ペストリー(基本的なパイ生地)

卵黄1 個（溶きほぐす）

サバ、ハドック、タラ、マスなどの魚の燻製125 g/4 オンス

卵3個

サワー（乳製品サワー）クリーム150ml/¼pt/2/3カップ

マヨネーズ30ml/大さじ2

塩と挽きたての黒胡椒

すりおろしたチェダーチーズ75g/3オンス/3/4カップ

パプリカ

ミックスサラダ

直径20 cm/8 インチのガラスまたは陶器のフラン ディッシュに溝を付けたものに軽くバターを塗ります。ペストリーをロールアウトし、油を塗った皿を並べるために使用します. 特に側面と底面が接するところは、全体によく刺します。ふたをせず、フルで6分間調理し、皿を2回回転させます。膨らみが見られる場合は、オーブン用手袋で保護された指で押し下げます。ペストリーケース（パイシェル）の内側に卵黄を塗ります。穴を塞ぐために1分間完全に調理します。オーブンから取り出します。ベースを魚で覆います。卵を生クリームとマヨネーズで溶き、お好みで味を調える。キッシュに流し入れ、チーズとパプリカを散らす。蓋をせずにフルで8分間調理します。温かくしてサラダと一緒に。

ルイジアナ海老ガンボ

8人前

玉ねぎ3個、みじん切り

にんにく2片

細かく刻んだセロリの茎3本

ピーマン1 個（種を取り、細かく刻んだもの）

バター50g/2オンス/¼カップ

薄力粉60ml/大さじ4

温野菜またはチキンストック900ml/1.5pt/3¾カップ

350 g/12 オンスのオクラ (女性の指)、トッピングとテール

塩15ml/大さじ1

10ml/小さじ2 コリアンダー（コリアンダー）

ウコン5ml/小さじ1

オールスパイス 2.5ml/小さじ1/2

レモン汁 30ml/大さじ2

月桂樹の葉2枚

タバスコソース5～10ml/小さじ1～2

450 g/1 lb/4 カップ 調理済みのむきエビ（冷凍の場合は解凍）

茹でた長粒米350 g/12 oz/1½ カップ

玉ねぎを 2.5 リットル/4½ pt/11 カップのボウルに入れます。にんにくを上からつぶします。セロリとピーマンを加える。バターを2分間完全に溶かします。小麦粉をかき混ぜます。ふたをせず、フルで 5 ～ 7 分間、4 回かき混ぜ、焦げないように注意しながら、混合物が明るいビスケット色のルーになるまで調理します。ストックを徐々に混ぜます。脇に置きます。オクラを一口大に切り、タバスコと海老を除く残りのすべての材料と一緒に野菜に加えます。ラップ（ラップ）で覆い、蒸気を逃がすために2回切ります。フルで25分間調理します。5分間放置します。タバスコとエビを入れてかき混ぜます。温めた深めのボウルにスプーンで入れ、それぞれに炊きたてのご飯を盛り付けます。すぐに食べます。

アンコウガンボ

8人前

ルイジアナ海老ガンボと同じように準備しますが、海老（エビ）の代わりに、細切りにした骨付きアンコウを同じ重さで代用します。ラップ（ラップ）で覆い、サービングボウルに移す前に、フルで4分間調理します.

ミックスフィッシュガンボ

8人前

ルイジアナ産エビのガンボと同じように準備しますが、エビ (エビ) の代わりに角切りにした魚の切り身の盛り合わせを使用します。

マスとアーモンド

4人前

バター50g/2オンス/¼カップ

レモン汁15ml/大さじ1

ミディアムトラウト4尾

50 g/2 オンス/½ カップのフレーク (スライス) アーモンド、トースト

塩と挽きたての黒胡椒

くし形レモン4個

パセリの小枝

1分半解凍してバターを溶かします。レモン汁をかき混ぜます。バターを塗った 25 3 20 cm/10 3 8 インチ皿にマスを頭から尾まで並べます。魚にバターをまぶし、アーモンドと調味料をふりかける。ラップ（ラップ）で覆い、蒸気を逃がすために2回切ります。皿を2回ひっくり返しながら、フルで9～12分間調理します。5分間放置します。4つの温めたプレートに移します。調理液を注ぎ、レモンのくさびとパセリの小枝を飾ります。

エビのプロヴァンス

4人前

225 g/8 オンス/1 カップの簡単に調理できる長粒米

600 ml/1 pt/2½ カップ ホットフィッシュまたはチキンストック

塩 小さじ1/5ml

オリーブオイル15ml/大さじ1

すりおろした玉ねぎ1個

つぶしたにんにく1～2片

非常に熟した大きなトマト6 個、湯通しし、皮をむき、みじん切りにする

刻んだバジルの葉15ml/大さじ1

ダークソフトブラウンシュガー5ml/小さじ1

450 g/1 ポンド/4 カップの冷凍むき海老(エビ)、解凍していない

塩と挽きたての黒胡椒

パセリのみじん切り

2 リットル/3½ pt/8½ カップの皿にご飯を入れます。熱いストックと塩をかき混ぜます。ラップ（ラップ）で覆い、蒸気を逃がすために2回切ります。フルで16分間調理します。米がすべての水分を吸収するまで8分間放置します。1.75 リットル/3 pt/7½ カップのサービングディッシュにオイルを注ぎます。ふたをせず、フルで 1 分半加熱します。玉ねぎとにんにくを入れて炒めます。2回かき混ぜながら、フルで3分間調理します。トマトにバジルと砂糖を加えます。プレートで覆い、2回かき混ぜながら5分間完全に調理します。冷凍エビと調味料を混ぜて味を調えます。前と同じようにふたをして、フルで4分間調理し、エビをそっと分離します. 再びふたをして、さらに3分間完全に調理します。立つことができます。ご飯の上に皿をかぶせて、解凍後5～

6分加熱する。4つの温めた皿にスプーンでのせ、魚とトマトの混合物をのせます。パセリを散らして、温かいうちにお召し上がりください。

トーストしたアーモンドを添えたセロリソースのカレイ

4人前

カレイの切り身8 枚、総重量約1 kg/2¼ lb

300 ml/10 fl oz/1 缶のコンデンス クリーム オブ セロリ スープ

150 m/¼ pt/2/3 カップの熱湯

パセリのみじん切り15ml/大さじ1

30ml/大さじ2杯のフレーク（スライス）アーモンド、トースト

魚のフィレを頭から尾まで、皮を内側に巻きます。バターを塗った直径25cmの深皿の縁に沿って並べます。スープと水を軽く混ぜ合わせ、パセリを加えて混ぜます。魚の上にスプーン。皿にラップ（ラップ）をかぶせ、蒸気を逃がすために2回切ります。皿を2回ひっくり返しながら、フルで12分間調理します。5分間放置します。さらに6分間完全に調理します。温めたお皿にスプーンでのせ、アーモンドを散らしてお召し上がりください。

マジョラム入りトマトソースの切り身

4人前

トーストしたアーモンドを添えたセロリソースのカレイと同様に準備しますが、セロリの代わりにコンデンストマトスープを、パセリの代わりに小さじ 1/2 の乾燥マジョラムを使用します。

切り身のきのこソース クレソン添え

4人前

トーストしたアーモンドを添えたセロリソースのカレイと同じように準備しますが、セロリの代わりに濃縮マッシュルームスープを、パセリの代わりに刻んだクレソン大さじ 30 ml を使用します。

ハッシュドタラとポーチドエッグ

4人前

これは、古くからの友人の祖母が所有していた、手書きの19世紀のノートの中にありました。

皮付きタラの切り身675 g

溶かしバターまたはマーガリンまたはヒマワリ油10ml/小さじ2

パプリカ

塩と挽きたての黒胡椒

バターまたはマーガリン50g/2オンス/¼カップ

大ねぎ8 個

じゃがいも350 g/12 oz 冷やしてさいの目切りにする

シングル（ライト）クリーム150ml/¼pt/2/3カップ

塩 小さじ1/5ml

卵4個

175 ml/6 液量オンス/3/4 カップのお湯

酢5ml/小さじ1

浅い皿に魚を並べます。溶かしたバター、マーガリン、またはオイルを刷毛で塗ります。パプリカ、塩、こしょうで味をととのえる。ラップ（ラップ）で覆い、蒸気を逃がすために2回切ります。解凍して14〜16分間調理します。魚をフォーク2本でほぐし、骨を取り除きます。残りのバター、マーガリンまたはオイルを直径 20 cm/8 インチのキャセロール皿 (ダッチ オーブン) に入れます。ふたをせず、解凍して1分半から2分加熱します。玉ねぎを混ぜます。プレートでカバーし、5分間フルで調理します。じゃがいも、クリーム、塩と一緒に魚をかき混ぜます。前と同じように蓋をして、完全に熱くなるまで 5 〜 7 分間再加熱し、1 〜 2 回かき混ぜます。保温してください。卵をゆでるには、小さな皿に卵を2つそっと割り入れ、半分の水と半分の酢を加えます. ナイフの先で卵黄に穴を開けます。プレートで覆い、2分間完全に調理します。1 分間放置します。残りの卵、お湯、酢で繰り返します。温めたお皿4枚にハッシュポテトをスプーンでのせ、それぞれに卵をのせます。

ハドックと野菜のサイダーソース

4人前

バターまたはマーガリン50g/2オンス/¼カップ

玉ねぎ1 個、薄切りにして輪切りにする

薄くスライスしたニンジン3本

ボタンマッシュルーム50g（スライス）

ハドックまたはその他の白身魚の切り身と皮を剥いたもの4 ピース

塩 小さじ1/5ml

ミディアムスイートサイダー150ml/¼pt/2/3カップ

コーンフラワー（コーンスターチ）10ml/小さじ2

冷水15ml/大さじ1

直径20cmの深皿にバターまたはマーガリンの半分を入れます。ふたをせず、約1分半解凍します。玉ねぎ、にんじん、きのこを加えます。その上に魚を並べます。塩をふりかける。サイダーを魚にそっと注ぎます。残りのバターまたはマーガリンを点在させます。ラップ（ラップ）で覆い、蒸気を逃がすために2回切ります。フルで8分間調理します。ガラスの水差しで、コーンフラワーを冷水と滑らかにブレンドし、魚酒を静かに漉します。ふたをせず、1分ごとに泡だて器でとろみがつくまで、フルで2分半調理します。魚と野菜の上に注ぐ。温めたお皿にのせて、すぐに食べてください。

シーサイドパイ

4人前

トッピング：

粉っぽいじゃがいも700g（皮をむいていない重さ）

熱湯75ml/大さじ5

バターまたはマーガリン15ml/大さじ1

75ml/大さじ5杯の牛乳またはシングル（ライト）クリーム

塩と挽きたてのコショウ

すりおろしたナツメグ

ソース用：

冷たい牛乳 300ml/½pt/1¼カップ

バターまたはマーガリン 30ml/大さじ2

薄力粉 小さじ4/20ml

レッドレスターまたはカラーチェダーチーズ 75ml/大さじ5（すりおろしたもの）

全粒マスタード 小さじ1/5ml

ウスターソース 小さじ1/5ml

魚の混合物の場合:

白身魚の切り身 450 g（キッチン温度）

溶かしバターまたはマーガリン

パプリカ

レッドレスターまたはカラーチェダーチーズ 60ml/大さじ4（すりおろしたもの）

トッピングを作るには、じゃがいもを洗って皮をむき、大きな立方体に切ります。1.5 リットル/2½ pt/6 カップの皿に熱湯を入れます。ラップ（ラップ）で覆い、蒸気を逃がすために2回切ります。皿を2回ひっくり返しながら、フルで15分間調理します。5分間放置します。水気を切り、バターまたはマーガリンと牛乳またはクリームをよくすりつぶし、ふわふわになるまで泡立てます。塩、こしょう、ナツメグで味を調えます。

ソースを作るには、牛乳をふたをせずにフルで 1 分半加熱します。脇に置きます。バターまたはマーガリンをふたをせずに解凍器で 1 〜 1 分半溶かします。小麦粉をかき混ぜます。ふたをせず、満タンで 30 秒間調理します。牛乳を少しずつ入れて混ぜます。ソースがとろみがつくまで、滑らかになるように毎分叩きながら、約4分間完全に調理します。残りのソースの材料と一緒にチーズをかき混ぜます。

魚の混合物を作るには、フィレを浅い皿に並べ、溶かしたバターまたはマーガリンをはけで塗ります。パプリカ、塩、こしょうで味をととのえる。ラップ（ラップ）で覆い、蒸気を逃がすために2回切ります。完全に5〜6分間調理します。骨を取り除き、フォーク2本で魚をほぐします。バターを塗った 1.75 リットル/3 pt/7½ カップの皿に移します。ソースを混ぜます。じゃがいもで覆い、チーズと追加のパプリカをふりかけます。ふたをせず、フルで 6 〜 7 分間再加熱します。

スモーキーフィッシュトッパー

2人前

冷凍コダラの燻製2 人分、各 175 g/6 オンス

挽きたての黒コショウ

ズッキーニ（小）1個、スライス

薄切り玉ねぎ1個

トマト2 個、湯通しし、皮をむき、みじん切りにする

赤（ピーマン） 1/2個、種を取り、細切りにする

刻んだチャイブ15ml/大さじ1

直径18cmの深皿に魚を並べます。コショウで味付けします。ラップ（ラップ）で覆い、蒸気を逃がすために2回切ります。フルで8分間調理します。魚の上にジュースをスプーンでかけ、1分間放置します。野菜を別の中型キャセロール ディッシュ (ダッチ オーブン) に入れます。プレートで覆い、1回かき混ぜながら5分間完全に調理します。魚の上に野菜をスプーンでかけます。前と同じようにふたをして、フルで2分間調理します。チャイブをふりかけてお召し上がりください。

ネギとレモンのマーマレードを添えたコーリーフィレ

2人前

次の3 つのレシピも寄贈された、エジンバラのSea Fish Authority による風変わりなアレンジです。

バター15ml/大さじ1

にんにく1かけ（皮をむいてつぶす）

ねぎ1本、細切りにして薄切りにする

コリーのフィレ2 枚、各175 g/6 オンス、皮をむいたもの

½レモンのジュース

レモンマーマレード10ml/小さじ2

塩と挽きたての黒胡椒

直径18cmの深めのお皿にバター、にんにく、ねぎを入れます。ラップ（ラップ）で覆い、蒸気を逃がすために2回切ります。フルで2分半調理します。明らかにする。フィレを上に並べ、レモン汁の半分をふりかけます。前と同じように蓋をして、フルで7分間調理します。魚を2つの温めたプレートに移し、熱く保ちます。残りのレモン汁、マーマレード、調味料を魚の汁とニラに混ぜます。お皿をかぶせて1分半焼きます。魚の上にスプーンでかけ、サーブします。

シーフィッシュ インア ジャケット

4人前

皮をむいていないがよくこすったベーキングポテト4個

白身魚のフィレ450 g（皮をむき、角切りにする）

バターまたはマーガリン45ml/大さじ3

ねぎ3 本

全粒マスタード30ml/大さじ2

パプリカ1.5 ml/小さじ¼

プレーンヨーグルト30～45ml/大さじ2～3

塩

じゃがいもをターンテーブルに直接立て、キッチンペーパーをかぶせてフルで16分焼きます。清潔なティー タオル (ふきん) で包み、取っておきます。魚をバターまたはマーガリン、ネギ、マスタード、パプリカと一緒に直径 18 cm のキャセロール皿 (ダッチ オーブン) に入れます。プレートで覆い、2回かき混ぜながら、フルで7分間調理します。2分間放置します。ヨーグルトと塩で味を調えます。各じゃがいもの上に十字の切り込みを入れ、軽く絞って開きます。魚の混合物を詰め、パプリカをまぶして熱々を食べる。

スウェーデン産タラのとろけるバターと卵添え

4人前

冷水300 ml/½ pt/1¼ カップ

クローブ3個

ジュニパーベリー5粒

ローリエ1枚（砕いたもの）

ミックスピクリングスパイス2.5ml/小さじ1/2

玉ねぎ1個

塩10ml/小さじ2

中切りの新鮮なタラのステーキ4枚、各225 g/8 オンス

バター75g/3オンス/2/3カップ

固ゆで（固く調理した）卵2個（98～9ページ）、殻をむき、みじん切りにする

水、クローブ、ジュニパー ベリー、ローリエ、ピクルス スパイス、タマネギの四分の一、塩をガラスの水差しに入れます。ラップ（ラップ）で覆い、蒸気を逃がすために2回切ります。フルで15分間調理します。歪み。深さ25cmの直径10cmの皿に魚を入れ、濾した液体を注ぎます。ラップで覆い、2回スリットして蒸気を逃がします。皿を2回ひっくり返しながら、フルで10分間調理します。魚のスライスを使用して、魚を温めた皿に移し、熱く保ちます。2分間解凍して、バターを溶かします。魚の上に注ぐ。刻んだ卵をふりかけてお召し上がりください。

シーフードストロガノフ

4人前

バターまたはマーガリン30ml/大さじ2

つぶしたにんにく1片

玉ねぎ1個

ボタンマッシュルーム125g

白身魚のフィレ700 g（皮をむき、角切りにする）

150 ml/¼ pt/2/3 カップ サワー（乳製品サワー）クリームまたは

クレームフレッシュ

塩と挽きたての黒胡椒

パセリのみじん切り 30ml/大さじ2

バターまたはマーガリンを直径 20 cm/8 インチのキャセロール皿 (ダッチ オーブン) に入れます。ふたをせず、解凍して 2 分間溶かします。にんにく、玉ねぎ、きのこを加える。ラップ（ラップ）で覆い、蒸気を逃がすために2回切ります。フルで3分間調理します。魚のキューブを追加します。前と同じように蓋をして、フルで8分間調理します。生クリームを加えて混ぜ、塩、こしょうで味をととのえる。再びふたをして、フルで1分半調理します。パセリを散らしてお召し上がりください。

生ツナストロガノフ

4人前

シーフード ストロガノフと同じように準備しますが、白身魚の代わりに非常に新鮮なマグロを使用します。

白身魚のラグーシュプリーム

4人前

バターまたはマーガリン30ml/大さじ2

玉ねぎ1個、みじん切り

細かくさいの目に切ったにんじん2本

薄くスライスしたセロリの茎6本

白ワイン150ml/¼pt/2/3カップ

400 g/14 オンスの皮をむいたタラまたはハドックのフィレ、角切り

コーンフラワー（コーンスターチ）10ml/小さじ2

シングル（ライト）クリーム90ml/大さじ6

野菜ストック150ml/¼pt/2/3カップ

塩と挽きたての黒胡椒

アンチョビエッセンス（エキス）またはウスターソース2.5ml/小さじ1/2

刻んだディル（ディルウィード）30ml/大さじ2

ホイップクリーム300ml/½pt/1¼カップ

卵黄2個

バターまたはマーガリンを直径 20 cm/8 インチのキャセロール皿 (ダッチ オーブン) に入れます。ふたをせず、フルで 2 分間加熱します。野菜と酒を入れる。ラップ（ラップ）で覆い、蒸気を逃がすために2回切ります。フルで5分間調理します。3分間放置します。魚を野菜に加える。コーンフラワーをクリームと滑らかにブレンドしてから、ストックを混ぜます。塩、コショウ、アンチョビ エッセンスまたはウスターソースで味付けします。魚の上に注ぐ。前と同じように蓋をして、フルで8分間調理します。ディルを混ぜ、クリームと卵黄を混ぜ合わせ、魚の混合物に混ぜます。前と同じようにふたをして、解凍して3分間調理します。

サーモンムース

8人前

粉ゼラチン30ml/大さじ2

冷水150ml/¼pt/2/3カップ

418 g/15 oz/1 大缶レッド サーモン

クリーミーマヨネーズ150ml/¼pt/2/3カップ

マイルドメイドマスタード15ml/大さじ1

ウスターソース10ml/小さじ2

必要に応じてみじん切りにしたフルーツチャツネ30ml/大さじ2

½大レモンのジュース

卵白 大2個

塩ひとつまみ

クレソン、きゅうりのスライス、サラダ菜、新鮮なライムのスライスを飾りに

ゼラチンを75ml/大さじ5杯の冷水でかき混ぜ、5分間放置して柔らかくします。ふたをせず、解凍して2.5 ～ 3 分間溶かします。もう一度かき混ぜ、残りの水を混ぜます。サーモン缶の中身を大きめのボウルに入れ、フォークでほぐして皮や骨を取り除き、細かくつぶす。溶かしたゼラチン、マヨネーズ、マスタード、ウスターソース、チャツネ、レモン汁を混ぜます。ふたをして、とろみがつき始めるまで冷やし、端を丸めます。卵白を角が立つくらいまで泡立てる。3分の1を塩と一緒にサーモンの混合物に混ぜます。残りの卵白を入れて、混合物を 1.5 リットル/2.5 pt/6 カップのリング型に移し、最初に冷水ですすいでください。ラップで覆い、固まるまで8時間冷やします。奉仕する前に、型を縁まですばやく冷水に浸し、冷水から出して緩めます。濡らしたナイフで側面をそっとなでてから、大きな濡れたサービング ディッシュにひっくり返します。（濡らすとゼリーがくっつきません。） クレソン、きゅうりのスライス、サラダ菜、ライムのスライスをたっぷりと添えて魅力的に飾ります。

ディーターズサーモンムース

8人前

サーモンムースと同じように準備しますが、マヨネーズはフロマージュフレまたはクォークで代用してください。

カニのモーネ

4人前

フルクリームミルク 300ml/½pt/1¼カップ

10 ml/小さじ2 ミックス ピクルス スパイス

玉ねぎ1個、くし形に8等分に切る

パセリの小枝2本

ナツメグ ひとつまみ

バター30ml/大さじ2

薄力粉 大さじ2/30ml

塩と挽きたての黒胡椒

グリュイエール(スイス) チーズ75 g/3 オンス/3/4 カップ

コンチネンタルマスタード5ml/小さじ1

350 g/12 オンスの淡いカニと濃いカニの身

トーストのスライス

牛乳をガラスまたはプラスチックの水差しに注ぎ、ピクルス スパイス、玉ねぎ、パセリ、ナツメグを入れてかき混ぜます。プレートで覆い、牛乳が震え始めるまで5〜6分間完全に加熱します. 歪み。バターを 1.5 リットル/2.5 pt/6 カップのボウルに入れ、1 分半解凍します。小麦粉を混ぜます。フルで30秒間調理します。温めた牛乳を少しずつ加えて混ぜます。ソースが沸騰してとろみがつくまで、1分ごとに泡だて器で約4分間完全に調理します. 塩、こしょうで味をととのえ、チーズとマスタードを入れて混ぜる。フルで30秒間、またはチーズが溶けるまで調理します。カニ肉をかき混ぜます。お皿をかぶせて、2〜3分強火で再加熱。焼きたてのトーストにのせて。

ツナ・モーネイ

4人前

カニのモルネーと同じように準備しますが、カニの代わりにツナの油漬けを使用します。2本のフォークで肉をほぐし、缶からの油でソースに加えます.

レッドサーモンのモーネ

4人前

カニのモルネーと同じように準備しますが、カニ肉の代わりに缶詰のレッド サーモンを水気を切ってフレーク状にします。

シーフードとクルミのコンボ

4人前

オリーブオイル45ml/大さじ3

玉ねぎ1個、みじん切り

スライスしたにんじん2本

薄くスライスしたセロリの茎2本

赤(ピーマン) 1 個、種を取り、細切りにする

ピーマン1 個（種を取り、細切りにする）

小さく切ったズッキーニ(ズッキーニ) 1 個

250 ml/8 液量オンス/1 カップの白ワイン

ミックススパイス ひとつまみ

魚または野菜のストック 300 ml/½ pt/1¼ カップ

熟したトマト450 g/1 ポンド、湯通しし、皮をむき、みじん切りにする

イカリング125g

400 g/14 オンスのアカガレイまたはレモンソールのフィレを四角に切る

125 g/4 オンスの調理済みムール貝

茹でた大エビ（海老） 4尾

くるみ50g/2オンス/1/2カップ

スルタナ（ゴールデンレーズン） 50g/2オンス/1/3カップ

シェリーを少々

塩と挽きたての黒胡椒

レモン汁1個分

パセリのみじん切り30ml/大さじ2

2.5 リットル/4½ pt/11 カップのキャセロール皿 (ダッチ オーブン) で油を 2 分間加熱します。すべての野菜を追加します。2回かき混ぜながら、ふたをせずにフルで5分間調理します。魚介類と一緒にワイン、スパイス、ストック、トマトを加えます。ラップ（ラップ）で覆い、蒸気を逃がすために2回切ります。フルで10分間調理します。パセリ以外の残りの材料をすべて混ぜ合わせる。前と同じように蓋をして、フルで4分間調理します。蓋を開けてパセリを散らし、すぐにお召し上がりください。

ディル入りサーモンリング

8〜10人分

125 g/4 オンス/3½ スライスのゆるい食感の白パン

900 g/2 lb/2 ポンドの皮をむいた新鮮なサケの切り身、角切り

アンチョビソース 小さじ2/10ml

5～7.5ml/小さじ1½の塩

つぶしたにんにく1片

溶き卵大4個

25 g/1 オンスの新鮮なディル(ディル ウィード)

白コショウ

直径23cmの深皿に薄くバターを塗る。パンをフードプロセッサーで砕く。残りの材料をすべて加えます。混合物がちょうど混ざり、魚が粗くミンチになるまで機械をパルスします。混合しすぎると、混合物が重くて濃くなります。準備した皿に滑らかに広げ、混合物がリングを形成するように、ベビージャム（保存）ジャーまたはストレートエッグカップを中央に押し込みます. ラップ（ラップ）で覆い、蒸気を逃がすために2回切ります。皿を2回ひっくり返しながら、フルで15分間調理します。(リングは皿の側面から縮みます。) 冷めるまで放置し、再び蓋をして冷やします。くさびに切ってサーブします。残り物はサンドイッチに使えます。

パセリ入りミックスフィッシュリング

8〜10人分

ディルを添えたサーモン リングと同様に準備しますが、サーモンの代わりに皮をむいた新鮮なサーモンのフィレ、オヒョウ、ハドックの混合物を使用し、ディルの代わりに刻んだパセリ 45 ml/大さじ 3 を使用します。

ベーコンとトマトのタラのキャセロール

6人前

バターまたはマーガリン30ml/大さじ2

ギャモン225 g/8 オンス、粗みじん切り

スライスした玉ねぎ2個

ピーマン1 個（種を取り、細切りにする）

2 3 400 g/2 3 14 オンス/大缶トマト2 個

マイルドなコンチネンタルマスタード15ml/大さじ1

コアントローまたはグランマルニエ45ml/大さじ3

塩と挽きたての黒胡椒

700 g/1½ lb 皮をむいたタラの切り身、角切り

つぶしたにんにく2片

トーストした茶色いパン粉60ml/大さじ4

落花生（ピーナッツ）またはひまわり油15ml/大さじ1

バターまたはマーガリンを2 リットル/3½ pt/8½ カップのキャセロール皿 (ダッチ オーブン) に入れます。ふたをせず、フルで1分半加熱します。ガモン、タマネギ、コショウを混ぜます。2回かき混ぜながら、ふたをせずに解凍して10分間調理します。電子レンジから取り出します。トマトをフォークでつぶし、マスタード、リキュール、調味料を入れてかき混ぜます。ラップ（ラップ）で覆い、蒸気を逃がすために2回切ります。フルで6分間調理します。魚とにんにくを加える。前と同じように蓋をして、中火で10分焼きます。パン粉をまぶし、上から油をなじませる。ふたをせず、フルで1分間加熱します。

スリマーズフィッシュポット

2人前

辛みのあるハラペーニョソースとしっかりとしたスパイスが効いたこの贅沢な魚の饗宴を、カリカリのフランスパンと素朴な赤ワインでお楽しみください。

玉ねぎ2個（粗みじん切り）

つぶしたにんにく2片

オリーブオイル15ml/大さじ1

400 g/14 oz/1 缶のトマトのみじん切り

200 ml/7 液量オンス/少量 ロゼワイン1 カップ

15 ml/大さじ1 ペルノーまたはリカール（パスティス）

ハラペーニョソース10ml/小さじ2

2.5ml/小さじ1/2の唐辛子ソース

ガラムマサラ10ml/小さじ2

ローリエ1枚

乾燥オレガノ2.5ml/小さじ1/2

2.5–5 ml/小さじ1/2–1の塩

アンコウまたは皮をむいたオヒョウ225 g/8 oz

大海老（えび）12尾

大きなホタテ2 切れ、細切りにする

刻んだコリアンダー（コリアンダー）30ml/大さじ2（飾り用）

玉ねぎ、にんにく、油を 2 リットル/3.5 pt/8.5 カップのキャセロール皿 (ダッチ オーブン) に入れます。お皿をかぶせて、満タンで3分焼きます。魚、貝、パクチー以外の残りの材料を混ぜます。前と同じように蓋をして、3 回かき混ぜながら 6 分間フルに調理します。アンコウまたはオヒョウを混ぜます。前と同じようにふたをして、魚が白くなるまで解凍して 4 分間調理します。エビとホタテをかき混ぜます。前と同じようにふたをして、解凍して1分半調理します。ぐるぐるとかき混ぜ、深皿にとり、それぞれにコリアンダーをふりかける。すぐにサーブします。

ローストチキン

電子レンジで調理したチキンは、適切なベーストで処理し、詰め物をしないままにしておくと、ジューシーで魅力的な風味になります.

オーブンで調理できるチキン1 枚、必要なサイズ

ベースの場合：

バターまたはマーガリン25g/1オンス/大さじ2

パプリカ 小さじ1/5ml

ウスターソース 小さじ1/5ml

しょうゆ5ml/小さじ1

2.5ml/小さじ1/2のガーリックソルトまたは5ml/小さじ1のガーリックペースト

トマトピューレ（ペースト） 5ml/小さじ1

洗って干した鶏肉を、楽に持てて、電子レンジにも収まる大きさの皿に立てます。（深くする必要はありません。）ベーストを作るには、バターまたはマーガリンをフルで30～60秒間溶かします。残りの材料をかき混ぜ、鶏肉の上にスプーンでかけます。ラップ（ラップ）で覆い、蒸気を逃がすために2回切ります。450 g/1 ポンドあたり 8 分間、フルで調理し、5 分ごとに皿を回転させます。調理の途中で電子レンジのスイッチを切り、鳥を中に10分間置いてから調理を完了します。さらに 5 分間放置します。カービングボードに移し、ホイルで覆い、彫刻する前に5分間放置します.

グレーズドロースト チキン

ローストチキンと同じように準備しますが、5 ml/小さじ 1 の黒糖蜜 (糖蜜)、10 ml/小さじ 2 のブラウンシュガー、5 ml/小さじ 1 のレモン汁、5 ml/小さじ 1 のブラウンソースをベースに加えます。30 秒余分に調理します。

テクスメクスチキン

ローストチキンと同様に準備します。調理後、鳥を小分けにしてきれいな皿に入れます。味に応じて、購入したサルサをミディアムからホットでコーティングします。すりおろしたチェダー チーズ 225 g/8 オンス/2 カップをふりかけます。ふたをせず、チーズが溶けて泡立つまで約 4 分間解凍して再加熱します。缶詰のリフライドビーンズとレモン汁をまぶしたアボカドのスライスを添えて。

コロネーションチキン

1 ローストチキン

白ワイン45ml/大さじ3

トマトピューレ（ペースト）30ml/大さじ2

マンゴーチャツネ30ml/大さじ2

30 ml/大さじ2 のアプリコット ジャム（濾したもの）（保存）

水30ml/大さじ2

½レモンのジュース

マイルドなカレーペースト10ml/小さじ2

シェリー酒10ml/小さじ2

厚めのマヨネーズ300 ml/½ pt/1¼ カップ

ホイップクリーム60ml/大さじ4

炊いた長粒米225 g/1 カップ

クレソン

ベーストを含め、ローストチキンのレシピに従います。調理後、骨から肉を取り除き、一口大に切ります。ミキシングボウルに入れます。皿にワインを注ぎ、トマトピューレ、チャツネ、ジャム、水、レモン汁を加える。ふたをせず、フルで 1 分間加熱します。冷ます。カレーペースト、シェリー、マヨネーズを混ぜ、クリームを入れます。鶏肉と合わせます。大きなサービングディッシュにご飯を並べ、鶏肉の混合物をスプーンでかけます. クレソンを飾る。

チキン・ヴェロニク

1 ローストチキン

細かくすりおろしたタマネギ1個

バターまたはマーガリン25g/1オンス/大さじ2

クレームフレッシュ150ml/¼pt/2/3カップ

ホワイトポートまたはミディアムドライシェリー30ml/大さじ2

濃厚マヨネーズ60ml/大さじ4

マスタード10ml/小さじ2

トマトケチャップ（ケチャップ） 5ml/小さじ1

みじん切りにしたセロリの茎1本

75 g/3 オンスの種なし青ぶどう

飾り用の緑または赤の種なしぶどうの小さな房

ベーストを含め、ローストチキンのレシピに従います。調理後、骨から肉を取り除き、一口大に切ります。ミキシングボウルに入れます。バターまたはマーガリンを入れた小さなボウルにタマネギを入れ、ふたをせずにフルレンジで2分間調理します。3 つ目のボウルに生クリーム、ポートまたはシェリー酒、マヨネーズ、マスタード、トマト ケチャップ、セロリを入れてよく混ぜます。調理したタマネギとぶどうを鶏肉に入れます。サービングディッシュにきれいにスプーンで入れ、ぶどうの房を飾ります.

鶏肉のタラゴン酢ソース和え

1970年代初頭、フランス・リヨンの一流レストランで見つけたレシピをもとにアレンジ。

1 ローストチキン

バターまたはマーガリン25g/1オンス/大さじ2

コーンフラワー（コーンスターチ）30ml/大さじ2

トマトピューレ（ペースト）15ml/大さじ1

ダブル（ヘビー）クリーム45ml/大さじ3

モルトビネガー45ml/大さじ3

塩と挽きたての黒胡椒

ベーストを含め、ローストチキンのレシピに従います。調理済みの鳥を6つの部分に切り、ホイルで覆い、皿の上で熱く保ちます. ソースを作るには、チキンのクッキング ジュースを計量ジャグに注ぎ、お湯で 250 ml/8 fl oz/1 カップまで作ります。バターまたはマーガリンを別の皿に入れ、ふたをせずに1分間加熱します。コーンフラワー、トマトピューレ、クリーム、ビネガーを加えて混ぜ、塩と挽きたての黒コショウで味を調えます。温かいチキンジュースを徐々に混ぜます。ふたをせず、1分ごとに泡だて器でとろみがついて泡立つまで、フルで4〜5分間調理します。鶏肉にかけ、すぐにお召し上がりください。

パセリ詰めのデンマーク風ローストチキン

ローストチキンと同じように準備しますが、未調理の鶏肉の皮にいくつかの切り込みを入れ、小さなパセリの小枝を詰めます. 25 g/1 oz/2 tbsp のガーリック バターを体腔に入れます。あとはレシピ通りに。

チキン シムラ

Raj の時代に属するアングロ・インディアンの特産品。

1 ローストチキン

バター15ml/大さじ1

細かく刻んだ生姜5ml/小さじ1

にんにくピューレ（ペースト） 5ml/小さじ1

ウコン2.5ml/小さじ1/2

パプリカ2.5ml/小さじ1/2

塩 小さじ1/5ml

ホイップクリーム300ml/½pt/1¼カップ

揚げた（ソテーした）オニオン リング、自家製または購入した飾り用

ベーストを含め、ローストチキンのレシピに従います。調理後、鳥を6つに分け、大皿または皿に入れます。600 ml/1 pt/2½ カップのディッシュでバターをフルで 1 分間加熱します。生姜とにんにくのピューレを加える。ふたをせずに、フルで1分半調理します。ターメリック、パプリカ、塩、クリームを混ぜます。ふたをせずに、クリームが泡立ち始めるまで 4 ～ 5 分間フルに加熱し、少なくとも 4 回泡立てます。鶏肉にかけ、オニオンリングを飾る。

ココナッツとコリアンダーのスパイシーチキン

4人前

南部アフリカの繊細なスパイスカレー料理。

鶏肉8 人分、全部で1.25 kg

乾燥させた（細かく刻んだ）ココナッツ45ml/大さじ3

長さ約8cmの青唐辛子1本、種を取り、みじん切りにする

つぶしたにんにく1片

すりおろした玉ねぎ2個

ウコン5ml/小さじ1

生姜 小さじ1/5ml

マイルドなカレー粉10ml/小さじ2

粗く刻んだコリアンダー（シラントロ）90ml/大さじ6

ココナッツミルクの缶詰150ml/¼pt/2/3カップ

チャイブ入りカッテージチーズ125g/1/2カップ

塩

ゆでた長粒米175 g/6 オンス/¾ カップ

チャツネ、サーブする

鶏肉の皮をむく。直径25 cm/10インチの深皿の縁に沿って並べ、ぴったりとはまるようにピースをしっかりと押し合わせます。ラップ（ラップ）で覆い、蒸気を逃がすために2回切ります。皿を2回ひっくり返しながら、フルで10分間調理します。ココナッツを米以外の残りの材料と一緒にボウルに入れます。よくかき混ぜ。鶏肉の皮をむき、ココナッツミックスをまぶします。前と同じように蓋をして、皿を4回ひっくり返しながら10分間完全に調理します。ご飯の山の上に深皿に盛って、チャツネを別に添えます。

スパイシーラビット

4人前

ココナッツとコリアンダーを添えたスパイシー チキンと同じように準備しますが、鶏肉の代わりにウサギ 8 個分を使用します

。

スパイシーターキー

4人前

ココナッツとコリアンダーを添えたスパイシー チキンと同じように準備しますが、チキンの代わりに骨付き七面鳥の胸肉の切り身 175 g/6 オンス 8 片を使用します。

トマトとチキンのブレディー

6人前

人々に最も人気のある食材の組み合わせを使用した南アフリカのシチュー。

ひまわり油またはコーン油30ml/大さじ2

玉ねぎ3個、みじん切り

細かく刻んだにんにく1片

青唐辛子1本（種を取り、みじん切り）

トマト4個、湯通しし、皮をむき、スライスする

750 g/1½ ポンドの骨付き鶏胸肉を小さな立方体に切る

ダークソフトブラウンシュガー5ml/小さじ1

トマトピューレ（ペースト）10ml/小さじ2

7.5–10 ml/小さじ1½ –2 塩

直径25cmの深皿に油を注ぎます。玉ねぎ、にんにく、にんにくを加えてよく混ぜる。ふたをせずに5分間調理します。残りの材料を皿に加え、中央に卵カップで小さなくぼみを作り、混合物がリングを形成するようにする. ラップ（ラップ）で覆い、蒸気を逃がすために2回切ります。皿を4回ひっくり返しながら、フルで14分間調理します。提供する前に5分間放置してください。

チャイニーズレッドクックドチキン

4人前

タレで煮込むとマホガニー色に染まる、洗練された中華風シチュー。ご飯と一緒にたっぷり食べて塩気を吸い取ってください。

干し椎茸6個

鶏モモ肉8 枚、全部で1 kg/2¼ lb

すりおろした玉ねぎ 大1個

みじん切りにした保存生姜60ml/大さじ4

スウィートシェリー75ml/大さじ5

黒糖蜜（糖蜜） 15ml/大さじ1

みかん1個または同様の皮のむいた柑橘系の果物のすりおろした皮

醤油50ml/3.5カップ

きのこを熱湯に30分浸す。水気を切り、短冊切りにする。バチの肉の部分を切り落とし、直径 25 cm/10 の深さのある皿の縁に沿って、骨のある端を中心に向けて並べます。ラップ（ラップ）で覆い、蒸気を逃がすために2回切ります。皿を3回ひっくり返しながら、フルで12分間調理します。きのこを含む残りの材料を混ぜ合わせ、鶏肉の上にスプーンでかけます。前と同じように蓋をして、フルで14分間調理します。提供する前に5分間放置してください。

貴族の手羽先

4人前

エリートに好まれ、卵麺と一緒に食べられる、何世紀にもわたる中国のレシピ。

干し椎茸8個
ねぎ6本（粗みじん切り）
落花生（ピーナッツ）油15ml/大さじ1
手羽先900g
たけのこのスライス缶詰225g
コーンフラワー（コーンスターチ）30ml/大さじ2
45ml/大さじ3杯の中国産ライスワインまたはミディアムドライのシェリー酒
しょうゆ60ml/大さじ4
細かく刻んだ新鮮な生姜10ml/小さじ2

きのこを熱湯に30分浸す。水気を切り、四等分にする。直径25cmの深皿に玉ねぎと油を入れます。ふたをせずにフルで 3 分間調理します。かき混ぜます。中央に小さなくぼみを残して、手羽先を皿に並べます。ラップ（ラップ）で覆い、蒸気を逃がすために2回切ります。皿を3回ひっくり返しながら、フルで12分間調理します。明らかにする。筍と缶の汁をまぶし、きのこを散らす。米粉またはシェリー酒とコーンフラワーを滑らかにブレンドします。残りの成分を追加します。鶏肉と野菜をスプーンでかけます。前と同じように蓋をして、液体が泡立つまで10 ～ 12 分間フルに調理します。提供する前に5分間放置してください。

チキン焼きそば

4人前

きゅうり 1/2本（皮をむき、角切り）

275 g/10 oz/2½ カップ 冷やして調理した鶏肉を小さな立方体に切る

450 g/1 ポンドの新鮮な野菜炒め用

しょうゆ 30ml/大さじ2

ミディアムドライシェリー 30ml/大さじ2

ごま油 小さじ1/5ml

2.5ml/小さじ1/2の塩

ゆで中華そば・お召し上がりください

きゅうりと鶏肉を 1.75 リットル/3 pt/7½ カップの皿に入れます。残りの材料をすべて混ぜます。大きなプレートで覆い、フルで10分間調理します。中華麺と一緒に出す前に3分間放置します。

チキンチョップスイ

4人前

鶏の焼きそばと同じように準備しますが、麺の代わりに長粒米を炊きます。

エクスプレス マリネ チャイニーズ チキン

3人前

本格的なテイスティングですが、可能な限り高速です。ご飯や麺類、漬物と一緒に食べます。

分厚い鶏もも肉 6 枚、全部で約 750 g/1½ ポンド

125 g/4 オンス/1 カップのスイートコーン カーネル、冷凍の場合は半分解凍

ネギ1本、みじん切り

購入した中華マリネ60ml/大さじ4

鶏肉を深めのボウルに入れ、残りの材料を加える。よく混ぜます。蓋をして4時間冷やします。混ぜる。直径23cmの深皿に移し、縁に鶏肉を並べる。ラップ（ラップ）で覆い、蒸気を逃がすために2回切ります。皿を4回ひっくり返しながら、フルで16分間調理します。提供する前に5分間放置してください。

ターキー ア ラ キング

4人前

チキン ア ラ キング (上記) と同様に準備しますが、チキンの代わりに調理済みの七面鳥肉を使用します。

チキン・ア・ラ・キングとチーズ

4人前

チキン ア ラ キング (上記) と同様に準備しますが、3 分間再加熱した後、すりおろしたレッド レスター チーズ 125 g/4 オンス /1 カップをかぶせます。チーズが溶けるまで、ふたをせずにさらに 1 〜 1 分半加熱します。

チキン・ア・ラ・キングのショートケーキ

4人前

チキン・ア・ラ・キングと同じように準備します。提供する前に、4 つの大きなプレーンまたはチーズ スコーン (ビスケット) を割って開き、ベースを 4 つの温めたプレートに置きます。鶏肉の混合物で覆い、蓋をします。熱々を食べる。

スリマーの鶏レバー煮込み

4人前

ジャガイモの代わりにブロッコリーやカリフラワーと一緒に食べられる低脂肪・低でんぷんのメインコース。

オリーブオイルまたはヒマワリ油15ml/大さじ1

赤(ピーマン) 1 個、種を取り、薄くスライスする

薄くスライスした大きなニンジン1 本

玉ねぎ大1個、薄切り

大きなセロリの茎2 本、斜めに薄いスライスに切る

一口大に切った鶏レバー450g

コーンフラワー（コーンスターチ） 10ml/小さじ2

大きなトマト4 個、湯通しし、皮をむき、粗みじん切りにする

塩と挽きたての黒胡椒

油を 1.75 リットル/3 pt/7½ カップのキャセロール皿 (ダッチ オーブン) に入れます。準備した野菜を入れてかき混ぜ、蓋をせずにフルで5分間、2回かき混ぜながら調理します。レバーを野菜に混ぜ、一度かき混ぜながら、蓋をせずに満タンで 3 分間調理します。コーンフラワー、トマト、調味料を入れて味を調えます。ラップ（ラップ）で覆い、蒸気を逃がすために2回切ります。一度ひっくり返して、6分間完全に調理します。

スリマーの七面鳥レバー煮込み

4人前

Slimmers' Chicken Liver Braise と同じように準備しますが、鶏レバーの代わりに七面鳥のレバーを使用します。

チキンテトラジーニ

4人前

ショートカットマカロニ175g/1½カップ

300 ml/10 fl oz/1 缶のコンデンス チキン クリームまたはマッシュルーム スープ

牛乳150ml/¼pt/2/3カップ

きのこ225g（スライス）

350 g/12 オンス/2 カップの冷製チキン、さいの目切り

レモン汁15ml/大さじ1

フレーク（スライス）アーモンド50g/2オンス/3/4カップ

ナツメグ1.5ml/小さじ1/4

細かくすりおろしたチェダーチーズ75g/3オンス/3/4カップ

マカロニを袋の表示通りに茹でる。ドレイン。スープをバターを塗った 1.75 リットル/3 pt/7½ カップの皿に注ぎます。牛乳を入れます。ふたをせず、熱くなって軽く泡立つまで、フルで 5 ～ 6 分間加熱します。マカロニとチーズ以外の残りのすべての材料をかき混ぜます。ラップ（ラップ）で覆い、蒸気を逃がすために2回切ります。皿を3回ひっくり返しながら、フルで12分間調理します。ふたを開けてチーズをふりかけます。ホットグリル（ブロイラー）の下で慣習的に焼きます。

チキンとミックスベジタブルのレイヤーキャセロール

4人前

茹でた大きなじゃがいも4個、薄くスライス

にんじん3本（薄切り）

125 g/4 オンス/1 カップの調理済みエンドウ豆

125 g/4 オンス/1 カップの調理済みスイートコーン

鶏肉4 人前、各225 g/8 オンス、皮付き

300 ml/10 液量オンス/1 缶のコンデンス クリーム セロリ スープ、またはお好みで他のフレーバー

ミディアムドライシェリー45ml/大さじ3

シングル（ライト）クリーム30ml/大さじ2

すりおろしたナツメグ1.5ml/小さじ1/4

粗く砕いたコーンフレーク75g/1¼カップ

バターを塗った直径25cmの深皿の底にじゃがいもとにんじんのスライスをのせます。エンドウ豆とスイートコーンをふりかけ、鶏肉をのせます。ラップ（ラップ）で覆い、蒸気を逃がすために2回切ります。皿を4回ひっくり返しながら、フルで8分間調理します。コーンフレーク以外の残りのすべての材料でスープを泡立てます。チキンの上にスプーン。前と同じようにふたをして、皿を 2 回ひっくり返しながら 11 分間フルに調理します。5分間放置します。提供する前に、コーンフレークを取り出して振りかけます。

ハニーチキンオンライス

4人前

バターまたはマーガリン25g/1オンス/大さじ2

玉ねぎのみじん切り1個

6 筋状のベーコンの薄切り (スライス)、みじん切り

75 g/3 オンス/1/3 カップの簡単に調理できる長粒米

ホットチキンストック300ml/½pt/1¼カップ

挽きたての黒コショウ

骨付き鶏の胸肉4 枚、各175 g/6 オンス

オレンジ1 個の皮と果汁を細かくすりおろす

ダーククリアハニー30ml/大さじ2

パプリカ 小さじ1/5ml

ウスターソース 小さじ1/5ml

直径20cmの深皿にバターまたはマーガリンを入れる。ふたをせず、フルで 1 分間加熱します。玉ねぎ、ベーコン、ご飯、ストック、コショウを入れて味を調えます。その上に鶏肉を輪切りにする。オレンジの皮とジュース、ハチミツ、パプリカ、ウスターソースを混ぜ合わせます。鶏肉の上にスプーン半分。ラップ（ラップ）で覆い、蒸気を逃がすために2回切ります。皿を3回ひっくり返しながら、フルで9分間調理します。明らかにする。残りの蜂蜜の混合物で鶏肉を焼きます。ふたをせずに、フルで5分間調理します。サーブする前に3分間放置してください。

チキンのホワイトラムソースとライム

4人前

バターまたはマーガリン25g/1オンス/大さじ2

コーンオイルまたはヒマワリ油10ml/小さじ2

ニラ1本

つぶしたにんにく1片

赤身ハム75 g/3 オンス/¾ カップ、みじん切り

一口大に切った骨付き鶏胸肉675g

トマト3 個、湯通しし、皮をむき、粗みじん切りにする

ホワイトラム30ml/大さじ2

ライムの皮5cm

スイートオレンジ1個分のジュース

塩

プレーンヨーグルト150ml/¼pt/2/3カップ

クレソン（お好みで）

直径23cmのキャセロール皿（ダッチオーブン）にバターまたはマーガリンと油を入れます。ふたをせず、フルで 1 分間加熱します。ねぎ、にんにく、ハムを入れて炒めます。2回かき混ぜながら、フルで4分間クックします。鶏肉を混ぜます。プレートで覆い、ディッシュを2回回転させながら、フルで7分間調理します。ヨーグルトとクレソン以外の残りの材料をすべて加える。ラップ（ラップ）で覆い、蒸気を逃がすために2回切ります。皿を4回ひっくり返しながら、フルで8分間調理します。明らかにする。ヨーグルトと皿からの液体の一部を滑らかでクリーミーになるまで混ぜ合わせてから、鶏肉の上に注ぎます. ふたをせず、フルで 1 分半再加熱します。ライムの皮を捨てる。お好みでクレソンを添えてお召し上がりください。

チキンのブランデーソースとオレンジ

4人前

チキンのライム入りホワイトラムソースと同様に準備しますが、ラム酒の代わりにブランデーを、ライムの代わりにオレンジピールを使用します。オレンジジュースの代わりに60ml/大さじ4のジンジャーエールを使ってください。

バチのバーベキューソース添え ベビーパスタ添え

4人前

鶏もも肉900g

玉ねぎ2個、みじん切り

みじん切りにしたセロリの茎2本

全粒マスタード30ml/大さじ2

パプリカ2.5ml/小さじ1/2

ウスターソース 小さじ1/5ml

400 g/14 oz/1 大缶の刻んだトマトのトマトジュース

125 g/4 オンス/1 カップの小さなパスタ

塩 7.5ml/小さじ1½

ドラムスティックを車輪のスポークのように、直径 25 cm/10 の深さのある皿に、骨の多い端を中央に向けて配置します。ラップ（ラップ）で覆い、蒸気を逃がすために2回切ります。皿を3回ひっくり返しながら、フルで8分間調理します。その間に野菜をボウルに入れ、残りの材料を混ぜ合わせます。鶏肉を電子レンジから取り出し、蓋を開けて、鶏肉の煮汁を野菜の混合物に注ぎます。よく混ぜます。ドラムスティックにスプーンをかけます。前と同じようにふたをして、皿を 3 回ひっくり返しながら 15 分間完全に調理します。提供する前に5分間放置してください。

メキシカンモレソースのチキン

4人前

骨付き鶏胸肉 4 枚、各 175 g/6 オンス、皮付き

コーン油 30ml/大さじ2

玉ねぎ大1個、みじん切り

ピーマン1個（種を取り、みじん切り）

つぶしたにんにく1片

薄力粉 大さじ2/30ml

クローブ3個

ローリエ1枚

2.5ml/小さじ1/2 シナモンパウダー

塩 小さじ1/5ml

トマトジュース150ml/¼pt/2/3カップ

砕いたプレーン（セミスイート）チョコレート50g/2オンス/½ カップ

ゆでた長粒米175 g/6 オンス/¾ カップ

ガーリックバター15ml/大さじ1

直径20cmの深皿の縁に鶏肉を並べます。ラップ（ラップ）で覆い、蒸気を逃がすために2回切ります。フルで6分間調理します。ソースを作る間、放置します。別の皿で、油をふたをせずにフルで1分間加熱します。玉ねぎ、ピーマン、にんにくを入れて炒めます。2回かき混ぜながら、フルで3分間調理します。小麦粉、クローブ、月桂樹の葉、シナモン、塩、トマトジュースを入れて混ぜます。1分ごとにかき混ぜながら、フルで4分間調理します。電子レンジから取り出します。チョコレートを加えてよく混ぜます。ふたをせず、満タンで 30 秒間調理します。鶏肉の皮をむき、ホットソースをまぶします。前と同じように蓋をして、フルで8分間調理します。5分間放置します。ガーリックバターを添えたご飯と一緒にお召し上がりください。

手羽先のバーベキューソース添え ベビーパスタ添え

4人前

ベビーパスタを使ったバーベキューソースのバチと同様に準備しますが、バチの代わりに手羽先を使用します.

チキンジャンバラヤ

3〜4人分

ルイジアナ州のホットフットは、パエリアの親戚である見事な米と鶏肉の料理です.

骨付き鶏むね肉2枚

バターまたはマーガリン50g/2オンス/¼カップ

みじん切りの玉ねぎ2 個

赤(ピーマン) 1 個、種を取り、みじん切りにする

セロリの茎4本、みじん切り

つぶしたにんにく 2片

225 g/8 オンス/1 カップの簡単に調理できる長粒米

400 g/14 oz/1 大缶の刻んだトマトのトマトジュース

10–15 ml/小さじ2–3 塩

深さ25cmの直径10cmの皿の縁に鶏肉を並べます。ラップ（ラップ）で覆い、蒸気を逃がすために2回切ります。フルで7分間調理します。2分間放置します。鶏肉をまな板に移し、立方体に切る。チキンクッキングジュースを水差しに注ぎ、保存します。皿を洗って乾かし、バターを加えて溶かし、蓋をせずにフルで1分半。予約した液体、鶏肉、準備した野菜、にんにく、米、トマトをかき混ぜます。塩で味を調えます。前と同じようにふたをして、米粒が乾燥し、すべての水分を吸収するまで、20〜25

分間完全に調理します. 5分間放置し、フォークでふくらませて、すぐにサーブしてください.

ターキー ジャンバラヤ

3～4人分

チキン ジャンバラヤと同じように準備しますが、チキンの代わりに七面鳥の胸肉を使用します。

鶏肉と栗

4人前

バターまたはマーガリン25g/1オンス/大さじ2

皮をむいてすりおろした大きな玉ねぎ2 個

430 g/15 oz/1 大缶 無糖栗ピューレ

2.5ml/小さじ1/2の塩

皮と骨付きの鶏胸肉4 枚、各175 g/6 オンス

トマト3 個、湯通しし、皮をむき、スライスする

パセリのみじん切り30ml/大さじ2

赤キャベツとゆでたじゃがいも

直径20cmの深皿にバターまたはマーガリンを入れる。ふたをせず、解凍して1分半解凍します。玉ねぎを混ぜます。蓋をせずにフルで4分間調理します。栗のピューレと塩をスプーンで入れ、玉ねぎとよく混ぜます。皿の底に均等に広げ、鶏の胸肉を皿の端に沿って並べます。トマトのスライスをのせ、パセリを散らす。ラップ（ラップ）で覆い、蒸気を逃がすために2回切ります。皿を3回ひっくり返しながら、フルで15分間調理します。4分間放置します。赤キャベツとじゃがいもを添えて。

チキンガンボ

6人前

スープとシチューの中間であるガンボは南部の快適さであり、ルイジアナ州の最高の輸出品の1つです。その基本はオクラ（女性の指）と茶色のルウで、野菜、スパイス、ストック、チキンが追加されています.

バター50g/2オンス/¼カップ

薄力粉50g/2オンス/1/2カップ

ホットチキンストック900ml/1½pts/3¾カップ

350 g/12 オンスのオクラ(女性の指)、トッピングとテール

玉ねぎ2 個、細かく刻む

つぶしたにんにく2片

薄くスライスした大きなセロリの茎2 本

ピーマン1 個（種を取り、みじん切り）

15–20 ml/小さじ3–4 塩

10ml/小さじ2 コリアンダー（コリアンダー）

ウコン5ml/小さじ1

挽いたオールスパイス5～10ml/小さじ1～2

レモン汁30ml/大さじ2

月桂樹の葉2枚

5～10ml/小さじ1～2の唐辛子ソース

450 g/1 ポンド/4 カップの調理済み鶏肉、みじん切り

ゆでた長粒米 175 g/6 オンス/¾ カップ

バターを 2.5 リットル/4½ pt/11 カップのキャセロール皿 (ダッチオーブン) に入れます。ふたをせず、フルで 2 分間加熱します。小麦粉をかき混ぜます。混合物がよく焼いたビスケット (クッキー) の色である薄茶色のルウになるまで、1 分ごとにかき混ぜながら、フルで 7 分間調理します。ホットストックを徐々にブレンドします。各オクラを 8 等分にスライスし、鶏肉と米以外の残りのすべての材料と一緒にキャセロールに追加します。ラップ（ラップ）で覆い、蒸気を逃がすために2回切ります。フルで15分間調理します。鶏肉をかき混ぜます。前と同じように蓋をして、フルで15分間調理します。5分間放置します。ぐるぐるかき混ぜてスープボウルに入れます。それぞれに米の山盛りを追加します。

ターキー ガンボ

6人前

チキン ガンボと同じように準備しますが、チキンの代わりに七面鳥を調理します。

鶏胸肉のブラウンオレンジベース

4人前

60 ml/大さじ4 オレンジジャム（保存）または細かく切ったマーマレード

モルトビネガー15ml/大さじ1

しょうゆ15ml/大さじ1

つぶしたにんにく1片

すりおろした生姜2.5ml/小さじ1/2

コーンフラワー（コーンスターチ） 7.5ml/小さじ1½

骨付き鶏胸肉4 枚、各200 g/7 オンス、皮をむいた

中華麺、ゆで

小皿に鶏肉と麺以外の具材を混ぜ合わせます。ふたをせず、フルで 50 秒間加熱します。直径20cmの深皿の縁に鶏むね肉を並べる。バストの半分以上をスプーンですくう。お皿をかぶせて、2回ひっくり返して8分焼きます。胸を裏返し、残りのバストでブラッシングします。前と同じようにふたをして、さらに8分間完全に調理します. 4分間放置したら、中華麺を添えます。

クリーミーペッパーソースチキン

6人前

バターまたはマーガリン25g/1オンス/大さじ2

細かく刻んだ小玉ねぎ1 個

骨付き鶏むね肉 4枚

コーンフラワー（コーンスターチ） 15ml/大さじ1

冷水 30ml/大さじ2

トマトピューレ（ペースト） 15ml/大さじ1

20–30 ml/小さじ4–6の瓶詰めまたは缶詰のマダガスカルピーマン

サワー（乳製品サワー）クリーム150ml/¼pt/2/3カップ

塩 小さじ1/5ml

ゆでた長粒米275 g/10 オンス/1¼ カップ

直径20cmの深皿にバターまたはマーガリンを入れる。45 ～ 60秒間、完全に覆いをせずに溶かします。タマネギを追加します。ふたをせずにフルで2分間調理します。鶏むね肉は横幅2.5cmの短冊切りにする。バターと玉ねぎをよく混ぜます。ラップ（ラップ）で覆い、蒸気を逃がすために2回切ります。皿を3回ひっくり返しながら、フルで6分間調理します。その間、コーンフラワーを冷水で滑らかに混ぜます。ご飯以外の残りの具材を全て混ぜ合わせる。鶏肉と玉ねぎを合わせ、皿の端に移し、中央に小さなくぼみを残します。前と同じように蓋をして、皿を4回ひっくり返しながら8分間完全に調理します。4分間放置します。ご飯と一緒にサーブする前にかき混ぜてください。

クリーミーペッパーソースのターキー

6人前

クリーミーペッパーソースのチキンと同じように準備しますが、チキンの代わりに七面鳥の胸肉を代用します.

ウッドランドチキン

4人前

皮をむいた鶏肉の4分の1、各225 g/8オンス

コーンオイルまたはヒマワリ油 30ml/大さじ2

175 g/6 oz 筋状のベーコンの薄切り (スライス)、みじん切り

玉ねぎ1個、みじん切り

ボタンマッシュルーム 175g（スライス）

ふるいにかけたトマト（パッサータ）300ml/½pt/1¼カップ

ブラウンビネガー 15ml/大さじ1

レモン汁 15ml/大さじ1

ライトブラウンシュガー 30ml/大さじ2

マスタード 小さじ1/5ml

ウスターソース 30ml/大さじ2

刻んだコリアンダーの葉（飾り用）

直径 25 cm/10 のキャセロール皿 (ダッチ オーブン) の端に鶏肉を並べます。ラップ（ラップ）で覆い、蒸気を逃がすために2回切ります。油を別の皿に注ぎ、蓋をせずにフルで1分間加熱します。ベーコン、玉ねぎ、きのこを加える。ふたをせずに、フルで5分間調理します。残りの材料をすべて混ぜます。ふたをした鶏肉をフルで9分間調理し、皿を2回裏返します. 覆いを取り、野菜混合物でコーティングします。前と同じように蓋をして、皿を 3 回ひっくり返しながら 10 分間完全に調理します。5分間放置します。サーブする前にコリアンダーをふりかけます。

チキンとリンゴとレーズン

4人前

バターまたはマーガリン 25g/1オンス/大さじ2

鶏もも肉 900g

玉ねぎ2個、みじん切り

コックスアップル3個、皮をむいてみじん切りにする

レーズン 30ml/大さじ2

にんにく 1片（みじん切り）

薄力粉 大さじ2/30ml

シャンディ 250ml/8液量オンス/1カップ

ビーフストック2個

乾燥タイム2.5ml/小さじ1/2

塩と挽きたての黒胡椒

パセリのみじん切り30ml/大さじ2

直径25cmのキャセロール皿（ダッチオーブン）にバターまたはマーガリンを入れる。ふたをせずに、1～1分半解凍します。鶏肉を加える。ラップ（ラップ）で覆い、蒸気を逃がすために2回切ります。フルで8分間調理します。鶏肉を取り出して裏返します。前と同じようにふたをして、さらに7分間完全に調理します. 玉ねぎ、りんご、レーズン、にんにくをふりかけます。小麦粉をシャンディの一部と滑らかにブレンドしてから、残りのシャンディを混ぜます. グレイビーキューブを砕き、タイムを加えて味を調えます。鶏肉にかける。前と同じように蓋をして、液体が泡立ち、少しとろみがつくまでフルで8分間調理します。5分間放置します。蓋を開けてパセリを散らす。

梨とレーズンのチキン

4人前

リンゴとレーズンを添えたチキンと同じように準備しますが、リンゴの代わりに梨を、シャンディの代わりにサイダーを使用します。

グレープフルーツチキン

4人前

セロリ2本

バターまたはマーガリン30ml/大さじ2

細かくすりおろした玉ねぎ1 個

鶏の大きな関節4 枚、全部で1 kg/2¼ lb、皮をむいたもの

薄力粉

ピンクグレープフルーツ 大1個

白ワインまたはロゼワイン150ml/¼pt/2/3カップ

トマトピューレ（ペースト） 30ml/大さじ2

乾燥ローズマリー1.5ml/小さじ1/4

塩 小さじ1/5ml

セロリは横に細切りにします。直径25cmの深皿にバターまたはマーガリンを入れる。フルで 30 秒間、覆いを取らずに溶かします。玉ねぎとセロリを混ぜます。蓋をせずにフルで6分間調理します。鶏肉に薄力粉をまぶし、器の縁に沿って並べる。ラップ（ラップ）で覆い、蒸気を逃がすために2回切ります。皿を3回ひっくり返しながら、フルで10分間調理します。その間、グレープフルーツの皮をむき、膜の間を切ってセグメントに分けます。鶏肉のふたを開け、グレープフルーツの房を散らします。ワインにトマトピューレ、ローズマリー、塩を加えてよく混ぜ、鶏肉の上にかけます。前と同じように蓋をして、フルで10分間調理します。提供する前に5分間放置してください。

ハンガリー風チキンとミックスベジタブル

4人前

バターまたはラード25g/1オンス/大さじ2

みじん切りの玉ねぎ2 個

ピーマン（小） 1個

小さく切ったズッキーニ3 個

450 g/1 ポンドの骨付き鶏胸肉、角切り

パプリカ15ml/大さじ1

トマトピューレ（ペースト） 45ml/大さじ3

サワー（乳製品サワー）クリーム150ml/¼pt/2/3カップ

5～7.5ml/小さじ1½の塩

バターまたはラードを直径25 cm/10インチのキャセロール皿(ダッチ オーブン)に入れます。ふたをせずに、解凍して1～1分半加熱します。玉ねぎをかき混ぜます。ふたをせずにフルで3分間調理します。ピーマン、ズッキーニ、鶏肉、パプリカ、トマトピューレを混ぜます。ラップ（ラップ）で覆い、蒸気を逃がすために2回切ります。皿を3回ひっくり返しながら、フルで5分間調理します。明らかにする。サワークリームと塩を徐々に加えます。前と同じように蓋をして、フルで8分間調理します。5分間放置してから、かき混ぜてサーブします.

チキンブルギニョン

6人前

グルメなメインコースで、より伝統的にビーフで作られていますが、チキンで軽く作られています.

バターまたはマーガリン25g/1オンス/大さじ2

玉ねぎ2個、みじん切り

つぶしたにんにく1片

鶏むね肉750g（角切り）

コーンフラワー（コーンスターチ）30ml/大さじ2

コンチネンタルマスタード5ml/小さじ1

乾燥ミックスハーブ2.5ml/小さじ1/2

ブルゴーニュワイン300ml/½pt/1¼カップ

きのこ225g（薄切り）

5～7.5ml/小さじ1½の塩

パセリのみじん切り45ml/大さじ3

直径25cmのキャセロール皿（ダッチオーブン）にバターまたはマーガリンを入れる。ふたをせず、解凍して1分半解凍します。玉ねぎとにんにくを混ぜます。お皿をかぶせて、満タンで3分焼きます。鶏肉を取り出して混ぜる。ラップ（ラップ）で覆い、蒸気を逃がすために2回切ります。フルで8分間調理します。コーンフラワーとマスタードをブルゴーニュの一部と滑らかに混ぜ、残りをかき混ぜます。鶏肉にかける。きのこと塩をふりかける。前と同じようにふたをして、ソースがとろみが出て泡立ち始めるまで、皿を4回ひっくり返しながら8〜9分間、完全に調理します。5分間放置したら、全体をかき混ぜ、パセリを散らしてからお召し上がりください。

チキンフリカッセ

6人前

20代から30代の特別な機会のチキンメインコースの復活で、バターでふわっとした白いご飯とグリル（炙り）ベーコンロールでいつも食べられます。大きな電子レンジが必要です。

1.5 kg/3 ポンドの鶏の関節、皮をむいた

玉ねぎ1個、くし形に8等分に切る

厚めにスライスしたセロリの大きな茎2 本

にんじん（小）1本、薄切り

厚切りレモン2枚

ベイリーフ1枚

クローブ2粒

パセリの小枝

塩10ml/小さじ2

熱湯300 ml/½ pt/1¼ カップ

シングル（ライト）クリーム150ml/¼pt/2/3カップ

バターまたはマーガリン40g/1½オンス/大さじ3

薄力粉40g/1½オンス/大さじ1½

レモン1個分の果汁

塩と挽きたての黒胡椒

直径30cmのキャセロール皿（ダッチオーブン）に鶏肉を並べます。タマネギ、セロリ、ニンジンを、レモンのスライス、月桂樹の葉、クローブ、パセリの小枝 1 本を添えた皿に加えます。塩をふり、水を加えます。ラップ（ラップ）で覆い、蒸気を逃がすために2回切ります。フルで24分間調理し、皿を3回回転させます. 鶏肉を持ち上げます。骨から肉を取り除き、一口大に切ります。ディッシュから液体を漉し、300 ml/½ pt/1¼ カップを取っておきます。クリームを混ぜます。バターを大きな浅い皿に入れます。ふたをせずに、完全に 1 分半溶かします。小麦粉をかき混ぜてから、温かいストックとクリームの混合物を徐々に混ぜます。ふたをせず、とろみがついて泡立つまで、1分ごとに泡だて器で5〜6分間、完全に調理します。レモン汁を加え、鶏肉を炒め、味を調えます。前と同じようにふたをして、皿を 2 回ひっくり返して 5 分間再加熱します。パセリの小枝を添えて提供する前に、4分間放置します.

チキンのフリカッセ ワイン添え

6人前

チキン フリカッセと同じように準備しますが、150 ml/¼ pt/2/3 カップの予約ストックのみを使用し、150 ml/¼ pt/2/3 カップの辛口白ワインを追加します。

チキン最高裁

6人前

チキンフリカッセと同様に準備します。最後に5分間再加熱してから静置したら、卵黄2個と大さじ1杯あたり15mlの追加のクリームを混ぜ合わせます。混合物からの熱で卵黄が調理されます。

コック・オ・ヴァン

6人前

バターまたはマーガリン50g/2オンス/¼カップ

1.5 kg/3 ポンドの鶏の関節、皮をむいた

玉ねぎ大1個、みじん切り

つぶしたにんにく1片

薄力粉 大さじ2/30ml

辛口赤ワイン300ml/½pt/1¼カップ

ビーフストックキューブ1個

塩 小さじ1/5ml

エシャロットまたは玉ねぎのピクルス12個

パセリのみじん切り60ml/大さじ4

乾燥タイム1.5ml/小さじ1/4

茹でたじゃがいもと芽キャベツ

直径30cmのキャセロール皿（ダッチオーブン）にバターまたはマーガリンを入れる。ふたをせず、フルで1分間加熱します。鶏肉を加えて一度ひっくり返して、すべての鶏肉がバターでコーティングされていますが、単一の層になっています。ラップ（ラップ）で覆い、蒸気を逃がすために2回切ります。皿を3回ひっくり返しながら、フルで15分間調理します。鶏肉のふたを開け、玉ねぎとにんにくをふりかけます。小麦粉とワインをゆっくりと滑らかに混ぜ、必要に応じて泡だて器で塊を取り除きます。ストックキューブを砕き、塩を加えます。ワインの混合物を鶏肉に注ぎます。エシャロットまたはタマネギで囲み、パセリとタイムをふりかけます。前と同じようにふたをして、皿を3回ひっくり返しながら20分間完全に調理します。6分間放置します。茹でたじゃがいもと芽キャベツを添えて。

マッシュルームのコック・オ・ヴァン

6人前

コック・オ・ヴァンと同じように準備しますが、エシャロットまたは玉ねぎのピクルスを125 g/4オンスのボタンマッシュルームで代用します.

コック・オ・コーラ

6人前

コック・オ・ヴァンと同じように準備しますが、ワインの代わりにコーラを使用して、子供向けの料理にします。

デビルドコーティングを施したバチ

4人前

イングリッシュマスタードパウダー15ml/大さじ1

ホットカレーパウダー10ml/小さじ2

パプリカ10ml/小さじ2

ホットカイエンペッパー1.5ml/小さじ1/4

2.5ml/小さじ1/2の塩

鶏もも肉1kg（約12本）

ガーリックバター45ml/大さじ3

マスタード、カレー粉、パプリカ、カイエン、塩を混ぜ合わせます。ドラムスティックのすべての面をコーティングするために使用します。深さ 25 cm/10 インチの皿に車輪のスポークのように、骨の多い端を中央に向けて並べます。バターをふたをせず、フルで 1 分間溶かします。溶かしたバターでドラムスティックをコーティングします。ラップ（ラップ）で覆い、蒸気を逃がすために2回切ります。皿を2回ひっくり返しながら、フルで16分間調理します。

鶏カッチャトーレ

6人前

「狩人の鶏」という意味のイタリア料理。

鶏肉 1.5kg

オリーブオイル 15ml/大さじ1

玉ねぎ大1個、みじん切り

つぶしたにんにく1片

薄力粉 大さじ2/30ml

トマト5個、湯通しし、皮をむき、みじん切りにする

ホットストック150ml/¼pt/2/3カップ

トマトピューレ（ペースト）45ml/大さじ3

ブラウンテーブルソース15ml/大さじ1

きのこ125g（スライス）

塩10ml/小さじ2

ダークソフトブラウンシュガー10ml/小さじ2

45ml/大さじ3杯のマルサラまたはミディアムドライのシェリー酒

クリームポテトとミックスサラダ、お召し上がりください

鶏肉を直径30 cm/12のキャセロール皿(ダッチ オーブン)に入れます。ラップ（ラップ）で覆い、蒸気を逃がすために2回切ります。皿を2回ひっくり返しながら、フルで15分間調理します。その間、従来通りソースを作ります。鍋に油を入れ、玉ねぎとにんにくを入れる。軽く黄金色になるまで軽く炒めます。小麦粉を加えて混ぜ、トマト、ストック、ピューレ、ブラウンソースを加えます。ソースが沸騰してとろみがつくまで、かき混ぜながら調理します。残りの材料をすべて混ぜ合わせ、鶏肉の上にかけます。前と同じようにふたをして、皿を3回ひっくり返しながら 20 分間完全に調理します。5分間放置します。クリームポテトとミックスサラダを添えて。

チキンシャスール

6人前

チキン カチャトーレと同じように準備しますが、マルサラまたはシェリー酒の代わりに辛口の白ワインを使用します。

チキンマレンゴ

6人前

1800年頃、イタリア北部のヴェローナ近くのマレンゴの戦いでオーストリアが敗北した後、戦場でナポレオン・ボナパルトの専属料理人によって発明されました。

チキン カチャトーレと同じように準備しますが、50 g/2 オンスのマッシュルームのみを使用し、マルサラまたはシェリー酒の代わりに白ワインを使用します。残りのすべての材料をかき混ぜたら、12 ～ 16 個の小さな核のある（種を除いた）ブラックオリーブと 60 ml/大さじ 4 のみじん切りのパセリを加えます。

ごまチキン

4人前

柔らかくしたバターまたはマーガリン50g/2オンス/¼カップ

マイルドマスタード15ml/大さじ1

にんにくピューレ（ペースト）5ml/小さじ1

トマトピューレ（ペースト）5ml/小さじ1

ごま90ml/大さじ6

鶏肉4 人分、各225 g/8 オンス、皮付き

バターまたはマーガリンをマスタード、にんにくとトマトのピューレでクリーム状にします。ごまを混ぜます。混合物を鶏肉に均等に広げます。直径25cmの深皿に真ん中をくぼませて並べる。皿を4回ひっくり返しながら、フルで16分間調理します。提供する前に5分間放置してください。

カントリーキャプテン

6人前

遠い昔、旅慣れた船長が北アメリカ南部に持ち込んだ、東インドのマイルドなチキン カレーです。アメリカでは一種のオリエンタルスタンバイになっています。

バターまたはマーガリン 50g/2オンス/¼カップ

玉ねぎ2個、みじん切り

みじん切りにしたセロリの茎1本

1.5 kg/3 ポンドの鶏の関節、皮をむいた

薄力粉 大さじ1/15ml

マイルドなカレー粉 15ml/大さじ1

アーモンド 60ml/大さじ4、湯通しし、皮をむき、半分に切って軽くトーストする

ピーマン1 個（種を取り、細かく刻んだもの）

サルタナ（ゴールデンレーズン）45ml/大さじ3

塩 10ml/小さじ2

400 g/14 oz/1 缶のトマトのみじん切り

砂糖 小さじ1/5ml

茹でた長粒米 275 g/10 オンス/1¼ カップ

直径30cmのキャセロール皿（ダッチオーブン）にバターまたはマーガリンを入れる。ふたをせず、フルで1分半加熱します。玉ねぎとセロリを加えてよく炒める。2回かき混ぜながら、フルで3分間調理します。チキンジョイントを加え、バターと野菜の混合物をよくコーティングするまで混ぜます. 小麦粉、カレー粉、アーモンド、コショウ、サルタナをまぶします。ラップ（ラップ）で覆い、蒸気を逃がすために2回切ります。フルで8分間調理します。トマトと砂糖に塩を混ぜます。鶏肉のふたを開け、トマトをスプーンですくってかける。前と同じようにふたをして、皿を2回ひっくり返しながら21分間フルに調理します。ご飯と一緒にサーブする前に5分間放置してください。

チキンのトマトとケッパーソース

6人前

鶏もも肉6 切れ、各225 g/8 オンス、皮をむいたもの

薄力粉

バターまたはマーガリン50g/2オンス/¼カップ

みじん切りにした薄切りベーコン3枚

みじん切りの玉ねぎ2 個

つぶしたにんにく2片

ケッパー15ml/大さじ1（みじん切り）

400 g/14 oz/1 缶のトマトのみじん切り

ダークソフトブラウンシュガー15ml/大さじ1

5 ml/小さじ1 のドライ ミックス ハーブ

トマトピューレ（ペースト）15ml/大さじ1

刻んだバジルの葉15ml/大さじ1

パセリのみじん切り15ml/大さじ1

鶏もも肉に小麦粉をまぶす。直径30cmのキャセロール皿（ダッチオーブン）にバターまたはマーガリンを入れる。ふたをせず、フルで2分間加熱します。ベーコン、タマネギ、クローブ、ケッパーを入れてかき混ぜます。2回かき混ぜながら、フルで4分間クックします。鶏肉を加え、バターまたはマーガリンの混合物でよくコーティングされるまでトスします。ラップ（ラップ）で覆い、蒸気を逃がすために2回切ります。皿を3回ひっくり返しながら、フルで12分間調理します。残りの材料を取り出して加え、よく混ぜます。前と同じように蓋をして、フルで18分間調理します。提供する前に6分間放置してください。

チキンパプリカ

4人前

パプリカッシュと発音されるこのチキン ファンタジーは、ハンガリーで最も有名な料理の1 つであるグラーシュまたはグーラッシュの親戚です。

鶏肉 1.5kg

玉ねぎのみじん切り 1個

ピーマン1 個（種を取り、みじん切り）

つぶしたにんにく 1片

コーン油または溶かしたラード 30ml/大さじ2

薄力粉 45ml/大さじ3

パプリカ 15ml/大さじ1

温かいチキンストック 300ml/½pt/1¼カップ

トマトピューレ（ペースト）30ml/大さじ2

ダークソフトブラウンシュガー5ml/小さじ1

キャラウェイシード2.5ml/小さじ1/2

塩 小さじ1/5ml

150 ml/5 液量オンス/2/3 カップの生クリーム

小さい形のパスタ、ゆでたもの

鶏肉を直径 30 cm/12 のキャセロール皿 (ダッチ オーブン) に入れます。ラップ（ラップ）で覆い、蒸気を逃がすために2回切ります。皿を2回ひっくり返しながら、フルで15分間調理します。その間、従来通りソースを作ります。玉ねぎ、ピーマン、にんにく、油を鍋（フライパン）に入れ、野菜が柔らかくなるまで炒めます（ソテー）。薄力粉とパプリカを入れて混ぜ、少しずつだし汁を加えて混ぜる。かき混ぜながら沸騰させます。生クリームとパスタ以外の残りの材料を混ぜ合わせる。鶏肉の皮をむき、ソースをまぶします。スプーン一杯の生クリームをのせます。前と同じようにふたをして、皿を 3 回ひっくり返しながら 20 分間完全に調理します。小さめのパスタを添えて。

シェイズ・オブ・ザ・イースト・チキン

6～8人分

インドとインドネシアの影響と味は、この傑出したグランドチキン レシピに融合しています。

落花生（ピーナッツ）油15ml/大さじ1

中玉ねぎ3 個、みじん切り

つぶしたにんにく2片

900 g/2 ポンドの骨付き鶏胸肉の皮をむき、細切りにする

コーンフラワー（コーンスターチ）15ml/大さじ1

カリカリピーナッツバター60ml/大さじ4

水150ml/¼pt/2/3カップ

塩7.5ml/小さじ1½

マイルドなカレーペースト10ml/小さじ2

2.5 ml/小さじ½ コリアンダー（コリアンダー）

すりおろした生姜2.5ml/小さじ1/2

カルダモンのさや5個分の種

粗く刻んだ有塩ピーナッツ60ml/大さじ4

くし型に切ったトマト2個

直径25 cm/10インチのキャセロールディィッシュ (ダッチオーブン) に油を入れ、ふたをせず、満タンで1分間加熱します。玉ねぎとにんにくを加え、ふたをせずにフルレンジで3分間、2回かき混ぜながら調理します。鶏肉を混ぜ合わせ、蓋をせずに3分間フルで調理し、1分ごとにフォークでかき混ぜて分離します. コーンフラワーをまぶします。ピーナッツとトマトを除く残りのすべての材料で作業します。ラップ（ラップ）で覆い、蒸気を逃がすために2回切ります。皿を4回ひっくり返しながら、フルで19分間調理します。5分間放置します。提供する前に、ピーナッツとトマトのくさびをかき混ぜて飾ります.

ナシゴレン

6人前

オランダ系インドネシア料理。

175 g/6 オンス/¾ カップの簡単に調理できる長粒米

バターまたはマーガリン 50g/2 オンス/¼カップ

玉ねぎ 2個、みじん切り

ネギ 2本 白い部分のみ極薄切り

青唐辛子1本、種を取り、みじん切りにする(オプション)

350 g/12 oz/3 カップの冷製チキン、粗みじん切り

しょうゆ30ml/大さじ2

1クラシックオムレツ、短冊切り

くし形に切った大きなトマト1個

ご飯は袋の表示通りに炊く。冷ます。直径25cmのキャセロール皿（ダッチオーブン）にバターまたはマーガリンを入れる。ふたをせず、フルで1分間加熱します。玉ねぎ、にんにく、唐辛子を使用する場合は、一緒に炒めます。蓋をせずにフルで4分間調理します。ご飯、鶏肉、醤油を入れて混ぜます。プレートで覆い、熱くなるまで3回かき混ぜながら、フルで6〜7分間調理します。オムレツ ストリップとトマトのくさびの十字模様を飾ります。

ローストターキー

サーブ6

七面鳥1羽、必要なサイズ(1人あたりの生重量350 g/12 オンス)

バスト

翼の先端と脚の端をホイルで覆います。七面鳥を楽に入れるのに十分な大きさの皿に、七面鳥を胸側を下にして立てます。ボディがリムより上に出ても心配いりません。ラップ（ラップ）で覆い、4回穴を開けます。450 g/1 ポンドあたり 4 分間、フルで調理します。オーブンから取り出し、鳥を慎重にひっくり返して、胸が一番上になるようにします。鳥が無地の場合は脂肪ベースのものを使用し、七面鳥がセルフバストの場合は脂肪のないものを使用して、バストで厚くブラッシングします. 前と同じようにふたをして、450 g/1 ポンドあたりさらに 4 分間、フルで調理します。カービング ディッシュに移し、ホイルで覆います。15分間放置してから彫刻します。

スペインのトルコ

4人前

オリーブオイル30ml/大さじ2

七面鳥の骨付き胸肉4 ピース、各175 g/6 オンス

玉ねぎ1個、みじん切り

みじん切りのオリーブ詰め物12個

固ゆで（固く調理した）卵2個（98～9ページ）、殻をむき、みじん切りにする

30 ml/大さじ2 キュウリのみじん切り（コーニコン）

トマト2 個、薄切り

直径20 cm/8 インチの深めのディッシュにオイルを入れ、ふたをせず、フルで1 分間加熱します。七面鳥肉を加えて油でよく炒め、両面をしっかりとなじませる。タマネギ、オリーブ、卵、ピクルスを混ぜ合わせ、スプーンで七面鳥の上に均等にのせます。トマトのスライスを飾ります。ラップ（ラップ）で覆い、蒸気を逃がすために2回切ります。皿を5回ひっくり返しながら、フルで15分間調理します。提供する前に5分間放置してください。

ターキータコス

4人前

タコスの場合:

七面鳥のミンチ450 g/1 lb/4 カップ

玉ねぎのみじん切り1個

つぶしたにんにく2片

クミンシード5ml/小さじ1、お好みで挽く

チリパウダー 小さじ1/2～1/2.5～5ml

みじん切りコリアンダー（コリアンダー）の葉30ml/大さじ2

塩 小さじ1/5ml

水60ml/大さじ4

購入した大きなトルティーヤ4 枚

レタスの千切り

アボカドの飾り用：

大きな熟したアボカド1個

15–20 ml/小さじ3–4 購入したホットサルサ

ライム1個分のジュース

塩

サワー（乳製品のサワー）クリーム60ml/大さじ4

タコスを作るには、直径20 cm/8インチの皿の底を七面鳥で覆います。プレートで覆い、フルで6分間調理します。フォークで肉の粒を崩します。トルティーヤとレタス以外の残りのすべての材料をかき混ぜます。ラップ（ラップ）で覆い、蒸気を逃がすために2回切ります。皿を4回ひっくり返しながら、フルで8分間調理します。4分間放置します。よくかき混ぜます。トルティーヤの上に七面鳥の混合物を等量積み、レタスを加えて巻き上げます。お皿に移してあら熱をとる。

アボカドドレッシングを作るには、アボカドを半分に切り、果肉をすくい取り、細かくつぶします。サルサ、ライムジュース、塩を混ぜます。タコスを4枚の温めた皿に移し、それぞれにアボカドの混合物とサワークリーム大さじ15mlをのせます。すぐに食べます。

パンケーキタコス

4人前

ターキー タコスと同じように準備しますが、購入したトルティーヤの代わりに4つの大きな自家製パンケーキを代用します。

ターキーローフ

4人前

生のひき肉（すりつぶした）七面鳥肉450 g

つぶしたにんにく1片

薄力粉 大さじ2/30ml

溶き卵（大）2個

塩 10ml/小さじ2

乾燥タイム 10ml/小さじ2

ウスターソース 小さじ1/5ml

ナツメグ20ml/小さじ4

ジャケットポテト

カリフラワーの煮物

チーズソース

七面鳥肉、にんにく、小麦粉、卵、塩、タイム、ウスターソース、ナツメグを混ぜ合わせます。湿らせた手で、15 cm / 6インチのパンに形を整えます。深皿に移し、ラップをかぶせて2回切り、蒸気を逃がす。フルで9分間調理します。5分間放置します。4 つの部分にスライスし、ジャケット ポテトとカリフラワーを添えて、チーズ ソースでコーティングし、グリル (ブロイラー) の下で通常の方法で焼き色を付けます。

アングロマドラストルコカレー

4人前

クリスマスの七面鳥の残り物を使い切るのに役立つレシピ.

コーンオイルまたはヒマワリ油30ml/大さじ2

非常に薄くスライスした大きな玉ねぎ1 個

つぶしたにんにく1片

レーズン30ml/大さじ2

乾燥させた（細かく刻んだ）ココナッツ30ml/大さじ2

薄力粉25ml/大さじ1½

ホットカレーパウダー20ml/小さじ4

熱湯300 ml/½ pt/1¼ カップ

シングル（ライト）クリーム30ml/大さじ2

2.5ml/小さじ1/2の塩

½レモンのジュース

350 g/12 オンス/3 カップの冷製七面鳥の角切り

インドのパン、ミックスサラダ、チャツネ添え

玉ねぎ、にんにく、レーズン、ココナッツを入れた 1.5 リットルの皿にオイルを入れます。よく混ぜます。ふたをせずにフルで 3 分間調理します。小麦粉、カレー粉、水、生クリーム、塩、レモン汁、七面鳥肉を入れて混ぜる。プレートで覆い、カレーがとろみが出て泡立つまで、2回かき混ぜながら、フルで6〜7分間調理します。3分間放置します。かき混ぜて、インドのパン、サラダ、チャツネを添えてください。

フルーツターキーカレー

4人前

バターまたはマーガリン30ml/大さじ2

オリーブオイル10ml/小さじ2

玉ねぎ2個、みじん切り

マイルドなカレー粉15ml/大さじ1

薄力粉 大さじ2/30ml

シングル（ライト）クリーム150ml/¼pt/2/3カップ

ギリシャ風プレーンヨーグルト90ml/大さじ6

つぶしたにんにく1片

トマトピューレ（ペースト）30ml/大さじ2

ガラムマサラ 小さじ1/5ml

塩 小さじ1/5ml

ライム1個分のジュース

食用（デザート用）りんご4 個、皮をむき、芯を取り、4 等分して薄切りにする

フルーツチャツネ30ml/大さじ2

四角く冷やして調理したターキー450 g/1 lb/4 カップ

直径25cmのキャセロール皿（ダッチオーブン）にバターまたはマーガリンと油を入れます。ふたをせず、フルで 1 分半加熱します。玉ねぎを混ぜます。2回かき混ぜながら、フルで3分間調理します。カレー粉、小麦粉、生クリーム、ヨーグルトを入れて混ぜます。ふたをせずにフルで2分間調理します。残りの材料をすべて加えます。プレートで覆い、熱くなるまで5分ごとにかき混ぜながら、フルで12～14分間調理します。

パンとバターのターキーパイ

4人前

バターまたはマーガリン75g/3オンス/3/8カップ

すりおろしたパルメザンチーズ60ml/大さじ4

乾燥タイム 2.5ml/小さじ1/2

乾燥セージ小さじ1/4 1.5ml

すりおろしたレモンの皮 小さじ1/5ml

4 つの大きなスライスの白パンまたは茶色のパン

玉ねぎ1個、みじん切り

きのこ 50g（スライス）

薄力粉 45ml/大さじ3

温かいチキンストック 300ml/½pt/1¼カップ

レモン汁 15ml/大さじ1

シングル（ライト）クリーム 45ml/大さじ3

225 g/8 oz/2 カップの冷製チキン、角切り

塩と挽きたての黒胡椒

バターまたはマーガリンの半分をチーズ、タイム、セージ、レモンの皮でクリーム状にします。パンの上に広げ、各スライスを 4 つの三角形に切ります。直径20cmの深皿に残りのバターまたはマーガリンを入れる。ふたをせず、フルで 1 分半加熱します。玉ねぎときのこを加える。2回かき混ぜながら、フルで3分間調理します。薄力粉を混ぜ、だし汁、レモン汁、生クリームを少しずつ加えて混ぜ合わせる。鶏肉を入れて味を調えます。プレートで覆い、熱くなるまで3回かき混ぜながら、8分間完全に加熱します。電子レンジから取り出します。バターを塗った三角形のパンをのせ、熱したグリル (ブロイラー) で焼き色を付けます。

七面鳥とライスキャセロール詰め物付き

4〜5人分

225 g/8 オンス/1 カップの簡単に調理できる長粒米

きのこスープのコンデンスクリーム 300ml/1 缶

熱湯 300 ml/½ pt/1¼ カップ

225 g/8 オンス/2 カップ スイートコーン(コーン)

無塩ナッツのみじん切り 50g/2オンス/½カップ

七面鳥の角切り 175 g/6 oz/1½ カップ

冷たい詰め物 50 g/2 オンス、角切り

コールスロー、奉仕する

詰め物以外のすべての材料を 1.75 リットル/3 pt/7½ カップの皿に入れます。よく混ぜます。ラップ（ラップ）で覆い、蒸気を逃がすために2回切ります。フルで25分間調理します。ふたを開けてフォークでかき混ぜ、ご飯をほぐします。冷たい詰め物をのせます。プレートで覆い、2分間完全に調理します。4 分間放置します。またふっくらして、コールスローと一緒に食べます。

オレンジ釉のターキーブレスト

4～6人分

残り物を最小限に抑えたお祝いの食事をしたい小さな家族向け

。

バター40g/1½オンス/大さじ3

トマトケチャップ（ケチャップ）15ml/大さじ1

黒糖蜜（糖蜜）10ml/小さじ2

パプリカ 小さじ1/5ml

ウスターソース 小さじ1/5ml

さつままたはクレメンタインの細かくすりおろした皮1個

クローブ ひとつまみ

挽いたシナモン1.5ml/小さじ1/4

七面鳥の胸肉1 枚、約1 kg

七面鳥以外のすべての材料を皿によく混ぜます。ふたをせずに、解凍して 1 分間加熱します。七面鳥の胸肉を直径 25 cm/10 インチの皿 (ダッチ オーブン) に置き、バストの半分を刷毛で塗ります。ラップ（ラップ）で覆い、蒸気を逃がすために2回切ります。フルで10分間調理します。七面鳥の胸肉をひっくり返し、残りのバストを刷毛で塗ります。前と同じようにふたをして、さらに 10 分間完全に調理し、皿を 3 回返します。彫刻する前に 7 ～ 10 分間放置します。

甘酸っぱいダック

4人前

アヒル1 羽、約2.25 kg/5 ポンド、洗って乾燥させたもの

マンゴーチャツネ45ml/大さじ3

もやし

茹でた玄米175g/3/4カップ

直径25 cm/10 インチのキャセロール皿 (ダッチ オーブン) の上にひっくり返したティー プレートの上にアヒルを逆さまに置きます。ラップ（ラップ）で覆い、蒸気を逃がすために2回切ります。フルで20分間調理します。脂肪とジュースを明らかにし、慎重に注ぎます。鴨肉をひっくり返し、チャツネで胸肉を広げます。前と同じようにふたをして、さらに20分間完全に調理します. 4等分に切り、もやしとご飯を添えます。

カントンダック

4人前

アプリコットジャム45ml/大さじ3（保存）

中国産ライスワイン30ml/大さじ2

マイルドメイドマスタード10ml/小さじ2

レモン汁 小さじ1/5ml

しょうゆ10ml/小さじ2

アヒル1 羽、約2.25 kg/5 ポンド、洗って乾燥させたもの

あんずジャム、ライスワイン、マスタード、レモン汁、醤油を小さなたらいに入れます。2回かき混ぜながら、1〜1分半加熱します。直径25 cm/10 インチのキャセロール皿 (ダッチ オーブン) の上にひっくり返したティー プレートの上にアヒルを逆さまに置きます。ラップ（ラップ）で覆い、蒸気を逃がすために2回切ります。フルで20分間調理します。脂肪とジュースを明らかにし、慎重に注ぎます。鴨肉をひっくり返して、アンズペーストで胸肉を広げます。前と同じように蓋をして、フルで20分間調理します。4つに切り分けてお召し上がりください。

鴨のオレンジソース

4人前

ワンランク上の贅沢を、電子レンジで簡単、短時間で調理。クレソンと新鮮なオレンジスライスを飾り、パーティーの中心に。

アヒル1羽、約2.25 kg/5ポンド、洗って乾燥させたもの

ソース用：

オレンジ大1個の皮のすりおろし

オレンジ2個分のジュース

細かく刻んだレモンマーマレード30ml/大さじ2

スグリのゼリー（クリア保存）15ml/大さじ1

オレンジリキュール30ml/大さじ2

しょうゆ5ml/小さじ1

コーンフラワー（コーンスターチ）10ml/小さじ2

直径 25 cm/10 インチのキャセロール皿 (ダッチ オーブン) の上にひっくり返したティー プレートの上にアヒルを逆さまに置きます。ラップ（ラップ）で覆い、蒸気を逃がすために2回切ります。フルで20分間調理します。脂肪とジュースを明らかにし、慎重に注ぎます。アヒルを裏返します。前と同じように蓋をして、フルで20分間調理します。4等分に切り、器に移してあら熱をとる。調理ジュースから脂肪をすくい取ります。

ソースを作るには、コーンフラワー以外のすべての材料を計量カップに入れます。スキムクッキングジュースを追加します。お湯で最大 300 ml/½ pt/1¼ カップを作ります。コーンフラワーをスプーン数杯の冷水と混ぜて薄いペースト状にします。ジャグに加えてよく混ぜます。3回かき混ぜながら、ふたをせずにフルで4分間調理します。アヒルの上に注ぎ、すぐに出してください。

フランス風ダック

4人前

アヒル1 羽、約2.25 kg/5 ポンド、洗って乾燥させたもの

12個の種のあるプルーン

細かく刻んだセロリの茎1本

つぶしたにんにく2片

ソース用：

ドライサイダー300ml/½pt/1¼カップ

塩 小さじ1/5ml

トマトピューレ（ペースト） 10ml/小さじ2

クレームフレッシュ 30ml/大さじ2

コーンフラワー（コーンスターチ） 15ml/大さじ1

茹でたタリアテッレ（お召し上がりください）

直径 25 cm/10 インチのキャセロール皿 (ダッチ オーブン) の上にひっくり返したティー プレートの上にアヒルを逆さまに置きます。アヒルの周りにプルーン、セロリ、にんにくを散らします。皿にラップ（ラップ）をかぶせ、蒸気を逃がすために2回切ります。フルで20分間調理します。蓋を開けて注意深く注ぎ出し、脂肪とジュースを取っておきます。アヒルを裏返します。前と同じように蓋をして、フルで20分間調理します。4等分に切り、器に移してあら熱をとる。調理ジュースから脂肪をすくい取ります。

ソースを作るには、シードルを計量ジャグに入れます。塩、トマトピューレ、クレームフレーシュ、スキムクッキングジュース、コーンフラワーを泡だて器で混ぜます。ふたをせず、1分ごとに泡だて器でとろみがついて泡立つまで、フルで4〜5分間調理します。アヒルとプルーンを注ぎ、タリアテッレを添えます。

骨付き肉の節のロースト

大きな皿に立てた特別な電子レンジ鍋敷きの上に、ジョイントを皮側を上にして置きます。ラップ（ラップ）で包みます。450 g/1 ポンドごとに、次の調理時間を考慮してください。

- 豚肉 – 9 分
- ハム – 9 分
- 子羊 – 9 分
- 牛肉 – 6 ～ 8 分

オーブン用手袋で手を保護しながら、均等に調理するために5分ごとに皿を裏返します。焙煎時間の途中で5～6分間休ませます。調理が終わったら、ジョイントを彫刻ボードに移し、2倍の厚さのホイルで覆います。切り分ける前に、大きさにもよりますが、5 ～ 8 分間休ませます。

オレンジとライムの甘酸っぱいポーク チョップ

4人前

ポークチョップ4 枚、トリミング後、各175 g/6 オンス

トマトケチャップ（ケチャップ） 60ml/大さじ4

照り焼きソース15ml/大さじ1

モルトビネガー20ml/小さじ4

細かくすりおろしたライムの皮 小さじ1/5ml

オレンジジュース1個分

つぶしたにんにく1かけ（お好みで）

茹でた玄米350g/12オンス/1.5カップ

チョップを直径25 cm/10 インチの深皿に並べます。ご飯以外の残りの材料をすべて混ぜ合わせ、チョップの上にスプーンでかけます。ラップ（ラップ）で覆い、蒸気を逃がすために2回切ります。皿を4 回ひっくり返しながら、フルで12 分間調理します。玄米を添える前に5分間放置してください.

ミートローフ

8～10人分

実績のある信頼の万能ファミリーテリーヌ。温かいうちに、グレービーソースまたはポルトガルソースまたは素朴なトマトソースでくさび状にカットし、クリームポテトまたはマカロニチーズと野菜の盛り合わせを添えると最高です。または、コクのあるマヨネーズまたはサラダドレッシングとサラダで冷やしてお召し上がりください。サンドイッチの場合は、薄くスライスし、レタス、みじん切りのネギ(スカリオン)、トマトのフィリングとして使用するか、ベイビー ガーキン(コーニション) とグラナリー パンを添えて、クラシックなフレンチ スタイルの前菜の作りをします。

125 g/4 3/4 オンス/3 1/2 スライスの軽い食感の白パン

450 g/1 lb の赤身ミンチ(ひき肉) 牛肉

450 g/1 lb/4 カップ ミンチ（すりつぶした）ターキー

塩 10ml/小さじ2

つぶしたにんにく3片

溶き卵大4個

ウスターソース10ml/小さじ2

濃口しょうゆ10ml/小さじ2

マスタード10ml/小さじ2

深さ23 cm/9インチのディッシュに軽くグリースを塗ります。パンをフードプロセッサーで砕く。残りの材料をすべて加え、混合物が完全に混ざるまでマシンをパルスします。（パンが重くて濃くなるので、混ぜすぎないようにしてください。）準備した皿に広げます。ベビージャム（保存用）の瓶またはストレートエッグカップを中央に押し込み、肉の混合物がリングを形成するようにします. ラップ（ラップ）で覆い、蒸気を逃がすために2回切ります。皿を2回ひっくり返しながら、フルで18分間調理します。パンは皿の側面から縮みます。熱々の場合は5分ほど置いてください。

ターキーとソーセージミートのテリーヌ

8～10人分

ミートローフと同じように準備しますが、ひき肉の代わりに450 g/1 lbの牛肉または豚肉のソーセージミートを使用します。20分ではなく、18分間完全に調理します。

ジッピードレッシングのポークチョップ

4人前

ポークチョップ4 枚、トリミング後、各175 g/6 オンス

バターまたはマーガリン30ml/大さじ2

パプリカ 小さじ1/5ml

しょうゆ5ml/小さじ1

ウスターソース 小さじ1/5ml

チョップを直径25 cm/10 インチの深皿に並べます。バターまたはマーガリンを1分半解凍します。残りの材料を混ぜ合わせ、チョップの上に注ぎます。ラップ（ラップ）で覆い、蒸気を逃がすために2回切ります。皿を4回ひっくり返しながら、フルで9分間調理します。4 分間放置します。

ハワイアンポークとパイナップルのキャセロール

6人前

繊細さ、柔らかさ、上質な風味が特徴の、南国ハワイの肉と果物のレシピです。

落花生（ピーナッツ）油15ml/大さじ1

玉ねぎ1個、みじん切り

つぶしたにんにく2片

豚ヒレ肉900g 角切り

コーンフラワー（コーンスターチ）15ml/大さじ1

砕いたパイナップルの缶詰400 g/14 オンス/3½ カップ

しょうゆ45ml/大さじ3

生姜5ml/小さじ1

挽きたての黒コショウ

直径23 cm/9 インチの深皿の底と側面に油を塗ります。玉ねぎとにんにくを加え、ふたをせずにフルで3分間調理します。豚肉、コーンフラワー、パイナップル、ジュース、醤油、しょうがを入れてかき混ぜます。こしょうで味を調える。中央に小さなくぼみを残して、皿の内側の縁に輪を作る。ラップ（ラップ）で覆い、蒸気を逃がすために2回切ります。皿を4回ひっくり返しながら、フルで16分間調理します。5分間放置してから、サービングする前にかき混ぜます.

ハワイアンギャモンとパイナップルのキャセロール

6人前

ハワイアン ポークとパイナップルのキャセロールと同じように準備しますが、ポークの代わりに無煙でマイルドなギャモン キューブを使用します。

フェスティブギャモン

10〜12人分

クリスマスや新年のビュッフェに最適な電子レンジで調理されたギャモンは、しっとりとジューシーで美しく切り分けられます。これは、満足のいく結果を得るための最大サイズです。

ギャモン ジョイント、最大重量 2.5 kg/5½ lb

50 g/2 oz/1 カップの茶色のパン粉

クローブ丸ごと

ジョイントは、塩味を減らすために最初に通常の方法で沸騰させます。ガモンを大きな鍋に入れ、冷水で覆い、沸騰させて水気を切ります。繰り返す。水気を切ったジョイントの重さを量り、450 g/1 ポンドあたり 8 分間フルで調理します。ジョイントを電子レンジ内のガラス トレイに直接立てるか、大きな浅い皿に入れます。端が細い場合は、ホイルで包んで加熱しすぎないようにします。ギャモンにキッチンペーパーをかぶせ、半分の時間加熱する。電子レンジに30分間放置します。ホイルが使用されている場合は取り外し、ジョイントを裏返し、キッチンペーパーで覆います。調理を完了し、さらに30分間放置します。ボードに転送します。皮をむき、脂肪をひし形に刻み、パン粉をまぶします。各ダイヤモンドにクローブをちりばめます。

艶をかけられたガラギャモン

10～12人分

ギャモン ジョイント、最大重量2.5 kg/5½ lb

50 g/2 oz/1 カップの茶色のパン粉

クローブ丸ごと

デメララ糖60ml/大さじ4

マスタードパウダー10ml/小さじ2

溶かしたバターまたはマーガリン60ml/大さじ4

ウスターソース 小さじ1/5ml

白ぶどうジュース30ml/大さじ2

カクテルチェリー

Festive Gammon と同じように準備しますが、交互の各ダイヤモンドにクローブを埋め込みます。グレーズを作るには、砂糖、マスタード、バターまたはマーガリン、ウスターソース、グレープ ジュースを混ぜ合わせます。ギャモンを焙煎用の缶に移し、脂肪を釉薬で覆います。脂肪がきつね色になるまで、190ºC/375ºF/ガスマーク 5 で 25 ～ 30 分間、ジョイントを通常の方法で調理します。残りの脂肪のダイヤモンドを、カクテル チェリーをカクテル スティック (つまようじ) に突き刺します。

スペイン産サラミのパエリア

6人前

下準備はパエリアと同じですが、鶏肉は粗みじん切りにしたサラミで代用してください。

スウェーデン風ミートボール

4人前

kottbullar として知られるスウェーデンの郷土料理の1つで、茹でたジャガイモ、クランベリー ソース、グレービーソース、ミックス サラダを添えます。

75 g/3 oz/1½ カップ 新鮮な白いパン粉

玉ねぎ1個、みじん切り

225 g/8 oz/2 カップの赤身のひき肉（ひき肉）

牛ひき肉 225 g/8 オンス/2 カップ

1つの大きい卵

2.5ml/小さじ1/2の塩

175 ml/6 fl oz/1 小缶のエバミルク

オールスパイス 2.5ml/小さじ1/2

マーガリン25g/1オンス/大さじ2

マーガリン以外の材料をよく混ぜる。12個の均等な大きさのボールに成形します。14ページまたはお使いの皿または電子レンジに付属の取扱説明書の指示に従って、電子レンジで焦げ目がつく皿を加熱します。マーガリンを加え、オーブン用手袋で手を保護しながら、底が完全に覆われるまで皿をかき混ぜます。この時点でジュージューも焼けます。ミートボールを入れて、すぐに全体に焼き色がつくまで焼く。ラップ（ラップ）で覆い、蒸気を逃がすために2回切ります。皿を4回ひっくり返しながら、フルで9分半調理します。サーブする前に3分間放置してください。

パチパチとローストポーク

豚肉は長時間加熱することで驚くほど皮がパリッとしています。

1 人あたり 175 g/6 オンスの脚を選択してください。包丁で皮に深く切り込みを入れ、塩を厚くふり、パプリカを軽くふりかける。大きな皿に立てた特別な電子レンジ鍋敷きの上に、ジョイントを皮側を上にして置きます。ベーキングパーチメントで覆います。このようにオーブン ローストを行い、450 g/1 lb ごとに 9 分かかります。均等に調理するために、5 分ごとに皿を裏返し、オーブン用手袋で手を保護します。調理時間の途中で6分間休ませます。調理が終わったら、ジョイントを彫刻ボードに移し、2倍の厚さのホイルで覆います。彫刻する前に8分間放置し、野菜とセージとオニオンの詰め物を添えます.

ローストポーク ハニー添え

パチパチとロースト ポークと同様に準備しますが、90 ml/大さじ 6 のダーク クリア ハチミツとマスタード 20 ml/大さじ 1 と 10 ml/小さじ 2 のウスターソースを混ぜたペーストを刷毛で塗り、塩とパプリカをふりかけます。

赤キャベツのポークチョップ

4人前

赤キャベツの瓶や缶がクリスマスの棚を埋める冬の出来事. クリームポテトとマッシュしたパースニップと一緒に食べましょう。

調理した赤キャベツ 450 g

トマト 4 個、湯通しし、皮をむき、みじん切りにする

塩 10ml/小さじ2

ポークチョップ 4 枚、トリミング後、各 175 g/6 オンス

しょうゆ 10ml/小さじ2

ガーリックソルト 2.5ml/小さじ1/2

パプリカ2.5ml/小さじ1/2

ダークソフトブラウンシュガー15ml/大さじ1

直径20cmのキャセロール皿（ダッチオーブン）の底にキャベツを並べます。トマトと塩を混ぜてチョップを上に置きます。醤油をかけて残りの具材を散らします。ラップ（ラップ）で覆い、蒸気を逃がすために2回切ります。皿を4回ひっくり返しながら、フルで15分間調理します。提供する前に4分間放置してください。

ローマ風豚ヒレ肉

4人前

オリーブオイル15ml/大さじ1

玉ねぎのみじん切り1個

つぶしたにんにく1片

豚フィレ肉4 切れ、各125 g/4 オンス、非常に薄くなるまで叩く

トマトジュース60ml/大さじ4

ドライオレガノ 小さじ1/5ml

スライスしたモッツァレラチーズ125 g

ケッパー30ml/大さじ2

ポレンタ

直径25cmの深皿に油を注ぎます。1分間完全に加熱します。玉ねぎとにんにくを入れて炒めます。2回かき混ぜながら、フルで4分間クックします。豚肉を単層で皿に加えます。ふたをせずにフルで2分間調理します。ひっくり返してさらに2分焼く。トマトジュースとオレガノをふりかけ、モッツァレラのスライスをのせ、ケッパーをちりばめます。ラップ（ラップ）で覆い、蒸気を逃がすために2回切ります。2〜3分間、またはチーズがちょうど溶けるまで、完全に調理します。ポレンタを添える前に1分間放置します。

豚ヒレ肉と野菜のキャセロール

6〜8人分

ヒマワリ油またはコーン油15ml/大さじ1

すりおろした玉ねぎ1個

つぶしたにんにく2片

豚ヒレ肉675 g / 1½ ポンド、1.5 cm / 3/4 スライスに切る

薄力粉 大さじ2/30ml

乾燥マジョラム 5ml/小さじ1

細かくすりおろしたオレンジの皮 小さじ1/5ml

200 g/7 オンス/1 3/4 カップの缶詰または解凍した冷凍ミックス

エンドウ豆とニンジン

200 g/7 オンス/1½ カップ スイートコーン(コーン)

ロゼワイン 300ml/½pt/1¼カップ

150 ml/¼ pt/2/3 カップの熱湯

塩 小さじ1/5ml

油を2リットル/3½ pt/8½ カップのキャセロール皿 (ダッチ オーブン) に注ぎます。ふたをせず、フルで1分間加熱します。玉ねぎとにんにくを混ぜます。2回かき混ぜながら、フルで4分間クックします。豚肉を加える。プレートで皿を覆い、フルで4分間調理します。肉片がよくコーティングされていることを確認しながら、小麦粉を混ぜます。塩以外の残りの材料をすべて加える。ラップ（ラップ）で覆い、蒸気を逃がすために2回切ります。皿を4回ひっくり返しながら、フルで17分間調理します。塩で味付けして提供する前に、5分間放置します。

チリポークチョップ

4人前

豚スペアリブ4 枚、各225 g/8 オンス、脂肪を取り除いたもの

チリまたはケイジャン調味料10ml/小さじ2

ガーリックパウダー5ml/小さじ1

400 g/14 oz/1 大缶赤インゲン豆、水気を切る

400 g/14 oz/1 缶のトマトのみじん切り

新鮮なコリアンダー(コリアンダー) 30ml/大さじ2

2.5ml/小さじ1/2の塩

チョップを直径30 cm/12 インチの深皿に並べます。調味料とガーリックパウダーをふりかける。ラップ（ラップ）で覆い、蒸気を逃がすために2回切ります。皿を2回ひっくり返しながら、フルで8分間調理します。豆とトマトのジュースを取り出して広げます。コリアンダーと塩をふりかける。前と同じようにふたをして、3 回返しながら15 分間完全に調理します。提供する前に5分間放置してください。

豚肉のチャツネとみかん添え

4人前

豚スペアリブ4 枚、各225 g/8 オンス、脂肪を取り除いたもの

350 g/12 oz/1 大缶のみかんの切り身、ライト シロップ

パプリカ 小さじ1/5ml

しょうゆ20ml/小さじ4

フルーツチャツネ45ml/大さじ3（必要に応じてみじん切り）

つぶしたにんにく2片

カレーライス

チョップを直径30 cm/12 インチの深皿に並べます。みかんの水気を切り、大さじ2杯のシロップ30 ml を残し、みかんをチョップの上に分けます。予約したシロップをご飯以外の残りの材料と混ぜ合わせ、みかんの上にスプーンでかけます。ラップ（ラップ）で覆い、蒸気を逃がすために2回切ります。皿を4回ひっくり返しながら、フルで20分間調理します。5分間放置してから、ご飯と一緒に出してください。

「バーベキュー」リブ

4人前

豚バラ肉またはスペアリブ1kg

バターまたはマーガリン50g/2オンス/¼カップ

トマトケチャップ（ケチャップ）15ml/大さじ1

しょうゆ10ml/小さじ2

パプリカ 小さじ1/5ml

つぶしたにんにく1片

ホットチリソース 小さじ1/5ml

豚肉を洗って乾かし、個々のリブに分けます。電子レンジに快適に収まる最大の丸い浅い皿に、各リブの狭い部分が中央に向くように並べます. ラップ（ラップ）で覆い、蒸気を逃がすために2回切ります。皿を3回ひっくり返しながら、フルで10分間調理します。ベーストを作るには、残りの材料をボウルに入れ、ふたをせずに温め、解凍して2分間加熱します。肋骨の覆いを取り、慎重に脂肪を注ぎます。ベーストの約半分でブラッシングします。ふたをせずにフルで3分間調理します。トングでひっくり返し、残りのバストを刷毛で塗ります。ふたをせずにフ

ルで2分間調理します。サーブする前に3分間放置してください
。

チコリのハム包みチーズソース

4人前

原産国ベルギーではチコレ・オ・ジャンボンと呼ばれています。銀白色の野菜をハムで包み、シンプルなチーズソースで包んだ美食の逸品です。

8 頭のチコリ (ベルギーのエンダイブ)、全部で約 1 kg/2¼ lb

150 ml/¼ pt/2/3 カップの熱湯

レモン汁 15ml/大さじ1

ハム 8切れ

牛乳 600ml/1pt/2.5カップ

バターまたはマーガリン 50g/2オンス/¼カップ

薄力粉 45ml/大さじ3

すりおろしたエダムチーズ 175 g/6 oz/1½ カップ

塩と挽きたてのコショウ

チップス（フライドポテト）

チコリは傷んだり傷んだりした外葉を取り除き、苦味を防ぐためにそれぞれの根元から円錐形に切り取ります。深さ 30 cm/12 インチの皿に車輪のスポークのように頭を並べます。水とレモン汁でコーティングします。ラップ（ラップ）で覆い、蒸気を逃がすために2回切ります。皿を2回ひっくり返しながら、フルで14分間調理します。5分間放置した後、完全に水気を切ります。皿を洗って乾かします。チコリがぬるくなったら、ハムを一枚ずつ巻いて皿に戻す。ミルクをジャグに入れ、ふたをせずにフルで 3 分間加熱します。バターまたはマーガリンを 1.2 リットル/2 pt/5 カップの皿に入れ、1 分間完全に溶かします。薄力粉を入れて混ぜ、温めた牛乳を少しずつ加えて混ぜます。ふたをせず、完全に 5 ～ 6 分間調理し、1 分ごとに泡だて器で滑らかになるようにします。ソースが泡立ち、とろみがつくまで。チーズを混ぜて味を調えます。チコリとハムの上に均等に注ぎます。お皿をかぶせて3分強火で再加熱。3分間放置します。好みに応じて、ホットグリル（ブロイラー）の下で慣習的に焼き、チップを添えて提供します。

スティッキー オレンジバーベキュー ソースのポークリブ

4人前

豚バラ肉またはスペアリブ1kg

レモン汁30ml/大さじ2

しょうゆ30ml/大さじ2

粉わさび小さじ1/5ml

ウスターソース15ml/大さじ1

絞りたてのオレンジジュース300ml/½pt/1¼カップ

ダークオレンジマーマレード30ml/大さじ2

マスタード10ml/小さじ2

つぶしたにんにく1片

中華めん ゆでてお召し上がりください

飾り用のオレンジのくさび少々

大きな浅い皿にカルビを置きます。ラップ（ラップ）で覆い、蒸気を逃がすために2回切ります。皿を2回ひっくり返しながら、フルで7分間調理します。脂肪を取り除き、慎重に注ぎます。麺以外の具材をよく混ぜ合わせ、カルビにかける。キッチンペーパーでゆるく覆い、20分間フルで調理し、皿を4回回転させ、そのたびにソースを塗ります.別添えのゆで中華とオレンジのくし切りを添えて。

ステーキとキノコのプリン

4人前

この古い英国の宝物は、電子レンジで夢のように機能し、スエットクラストのペストリー(ペースト)が本来の動作を正確に行います。生肉の立方体は、液体で調理すると電子レンジで固くなる傾向があるため、自家製のシチューや缶詰の肉などの調理済みの肉を使用するのがコツです.

ペストリーの場合：

セルフライジング（セルフライジング）小麦粉175 g/6 oz/1½ カップ

2.5ml/小さじ1/2の塩

細切りビーフまたはベジタリアンスエット50g/2オンス/½カップ

冷水90ml/大さじ6

充填用:

450 g/1 ポンドの肉汁煮込み

ボタンマッシュルーム125g

ペストリーを作るには、小麦粉と塩をボウルにふるい入れ、スエットを入れます。フォークを使用して、柔らかくしなやかな生地を作るのに十分な量の水をかき混ぜます. 滑らかになるまで軽くこね、打ち粉をした台の上で30cmの丸型に伸ばす。くさび形の四分の一を切り取り、蓋用に取っておきます。900 ml/1½ pt/3¾ カップのプディング容器にグリースを十分に塗り、ペストリーに沿って並べます。容器の上部の内側の縁に達するまで、底と側面をなでて、指先でしわを押し出します。湿らせた指で一緒につまんで接合部を密閉します。

詰め物を作るには、電子レンジまたは通常の方法で、煮込んだ肉とキノコを一緒に加熱します。冷ます。ペストリーが並んだ洗面器にスプーンで入れます。予約したペストリーを広げて蓋を作り、端を湿らせて裏地のペストリーの上に置き、それらをつまんで密封します. ラップ（ラップ）で覆い、蒸気を逃がすために2回切ります。ペストリーが十分に膨らむまで、フルで7分間調理します。3分間放置してから、皿にスプーンで出して提供します.

ドフィネポテト

6人前

グラタン ドフィノワーズ– フランスの偉人の1 つであり、味わうべき体験です。葉物のサラダや焼きトマトと一緒に、または肉、鶏肉、魚、卵の付け合わせとしてお召し上がりください。

900 g/2 ポンドのワキシーポテト、非常に薄くスライス

つぶしたにんにく1〜2片

溶かしたバターまたはマーガリン75ml/大さじ5

エメンタールまたはグリュイエール(スイス) チーズ175 g/6 オンス/1½ カップ

塩と挽きたての黒胡椒

フルクリームミルク300ml/½pt/1¼カップ

パプリカ

じゃがいもを柔らかくするには、大きなボウルに入れ、沸騰したお湯で覆います。10分間放置してから、水気を切ります。にんにくをバターまたはマーガリンと混ぜます。直径25cmの深皿にバターを塗る。じゃがいもで始めて最後に、じゃがいものスライス、チーズの3 分の2、バターの混合物の3 分の2 を交互に重ねて皿に入れ、層の間に塩とコショウをふりかけます。皿の側面に牛乳を注意深く注ぎ、残りのチーズとガーリック バターを散らします。パプリカをふりかける。ラップ（ラップ）で覆い、蒸気を逃がすために2回切ります。皿を4回ひっくり返しながら、フルで20分間調理します。じゃがいもはパスタのようにややアルデンテである必要がありますが、より柔らかくしたい場合は、フルでさらに3〜5分間調理します. 5分間放置してから、カバーを外してサーブします.

サヴォアポテト

6人前

ドフィネ ポテトと同じように準備しますが、牛乳の代わりにストック、または半分の白ワインと半分のストックを使用します。

シャトーポテト

6人前

ドフィネ ポテトと同じように準備しますが、ミルクの代わりにミディアム サイダーを使用します。

ポテトのアーモンドバターソース添え

4〜5人分

新じゃがいも450 g

水30ml/大さじ2

75 g/3 オンス/1/3 カップ無塩(甘い) バター

75 g/3 オンス/3/4 カップのフレーク状(スライスした) アーモンドをトーストして砕いたもの

フレッシュライムジュース15ml/大さじ1

じゃがいもを水と一緒に1.5リットルの皿に入れます。ラップ（ラップ）で覆い、蒸気を逃がすために2回切ります。柔らかくなるまで11〜12分間完全に調理します。ソースを作る間、放置します。バターを計量カップに入れ、ふたをせずに2〜2分半解凍します。残りの材料をかき混ぜます。水気を切ったじゃがいもと一緒にトスしてサーブします。

マスタードとライムのトマト

4人前

フレッシュなピリッとしたトマトは、子羊肉や鶏肉、サーモンやサバとの相性が抜群です。

横半分に切った大きなトマト4 個

塩と挽きたての黒胡椒

細かくすりおろしたライムの皮 小さじ1/5ml

全粒マスタード30ml/大さじ2

ライム1個分のジュース

トマトを円形に立て、側面を上に切り、大きなプレートの端を丸めます。塩こしょうをふりかける。残りの材料をよく混ぜ合わせ、トマトの上に広げます。プレートを3回回転させながら、蓋をせずにフルで6分間調理します。1分間放置します。

きゅうりの煮込み

4人前

きゅうり1本（皮をむく）

バターまたはマーガリン30ml/大さじ2（キッチンの温度で）

2.5–5 ml/小さじ1/2–1の塩

細かく刻んだパセリまたはコリアンダー（コリアンダー）の葉30ml/大さじ2

キュウリを薄くスライスし、30分ほど置いた後、布巾で水気を絞る。バターまたはマーガリンを1.25リットル/2¼ pt/5½カップの皿に入れ、ふたをせずに1～1.5分間解凍します。きゅうりと塩を入れて、バターでよくコーティングされるまでやさしく混ぜます。プレートで覆い、2回かき混ぜながら、フルで6分間調理します。パセリまたはコリアンダーを取り出してかき混ぜます。

きゅうりのペルノー煮込み

4人前

きゅうりの煮込みと同じように準備しますが、15 ml/大さじ 1 のペルノをきゅうりと一緒に加えます。

骨髄エスパニョーレ

4人前

鶏肉や魚を引き立てる夏のおかず。

オリーブオイル 15ml/大さじ1

玉ねぎ大1個（皮をむいてみじん切り）

大きなトマト 3 個、湯通しし、皮をむき、みじん切りにする

450 g/1 ポンドの骨髄 (カボチャ)、皮をむき、角切りにする

刻んだマジョラムまたはオレガノ 15ml/大さじ1

塩 小さじ1/5ml

挽きたての黒コショウ

油を 1.75 リットル/3 pt/7½ カップの皿に入れ、ふたをせず、満タンにして 1 分間加熱します。玉ねぎとトマトを入れて炒めます。お皿をかぶせて、満タンで3分焼きます。残りの材料をすべて混ぜ合わせ、お好みでコショウを加えます。プレートで覆い、骨髄が柔らかくなるまで 8 ～ 9 分間フルに調理します。3分間放置します。

ズッキーニとトマトのグラタン

4人前

トマト 3 個、湯通しし、皮をむき、粗みじん切りにする

4 ズッキーニ(ズッキーニ)、トッピング、尾を取り、薄くスライス

玉ねぎ1個、みじん切り

15ml/大さじ1の麦芽酢または米酢

フラットリーフパセリのみじん切り30ml/大さじ2

つぶしたにんにく1片

塩と挽きたての黒胡椒

すりおろしたチェダーチーズまたはエメンタールチーズ75ml/大さじ5

トマト、ズッキーニ、玉ねぎ、酢、パセリ、にんにくを直径20 cmの深皿に入れます。味を調え、よく混ぜ合わせます。ラップ（ラップ）で覆い、蒸気を逃がすために2回切ります。皿を3回ひっくり返しながら、フルで15分間調理します。ふたを開けてチーズをふりかけます。従来のようにグリル(ブロイラー)の下で焼き色を付けるか、時間を節約するために電子レンジに戻し、チーズが泡立って溶けるまで1～2分間加熱します。

ジュニパーベリー入りズッキーニ

4～5人分

ジュニパーベリー8粒

バターまたはマーガリン30ml/大さじ2

450 g/1 ポンドのズッキーニ(ズッキーニ)、トッピング、尾を取り、薄くスライス

2.5ml/小さじ1/2の塩

パセリのみじん切り30ml/大さじ2

ジュニパーベリーを木のスプーンの背で軽くつぶす。直径20cmの深皿にバターまたはマーガリンを入れる。ふたをせずに、1～1分半解凍します。ジュニパーベリー、ズッキーニ、塩を混ぜ合わせ、皿の底を覆うように均等に広げます。ラップ（ラップ）で覆い、蒸気を逃がすために2回切ります。皿を4回ひっくり返しながら、フルで10分間調理します。2分間放置します。蓋を開けてパセリを散らす。

バターを塗った中国葉のペルノー添え

4人前

白菜と固いレタスの間の食感と風味のクロスである中国の葉は、非常に見栄えのする調理済み野菜を作り、アニスの繊細で微妙なヒントを加えるペルノーの追加によって大幅に強化されます.

675 g/1½ lb 中国の葉、細切り

バターまたはマーガリン50g/2オンス/¼カップ

ペルノー15ml/大さじ1

2.5–5 ml/小さじ1/2–1の塩

千切りにした葉を 2 リットル/3½ pt/8½ カップの皿に入れます。別の皿に、バターまたはマーガリンを溶かし、2分間解凍します。キャベツにペルノーと塩を加えて軽く混ぜます。プレートで覆い、2回かき混ぜながら、フルで12分間調理します。提供する前に5分間放置してください。

中華もやし

4人前

新鮮なもやし450 g

濃口しょうゆ10ml/小さじ2

ウスターソース 小さじ1/5ml

玉ねぎ塩 小さじ1/5ml

すべての材料を大きなミキシング ボウルに入れます。直径20 cm/8 の深いキャセロール皿 (ダッチ オーブン) に移します。プレートでカバーし、5分間フルで調理します。2分間放置してから、かき混ぜてサーブします.

にんじんとオレンジ

4〜6人分

バターまたはマーガリン50g/2オンス/1¼カップ

すりおろしたにんじん450g

すりおろした玉ねぎ1個

フレッシュオレンジジュース15ml/大さじ1

細かくすりおろしたオレンジの皮 小さじ1/5ml

塩 小さじ1/5ml

直径20cmの深皿にバターまたはマーガリンを入れる。ふたをせず、解凍して1分半解凍します。残りの材料をすべて入れてよく混ぜます。ラップ（ラップ）で覆い、蒸気を逃がすために2回切ります。皿を2回ひっくり返しながら、フルで15分間調理します。提供する前に2〜3分間放置します。

チコリの煮込み

4人前

ほのかにアスパラの味がする珍しい野菜のおかず。卵料理や鶏肉料理と一緒にお召し上がりください。

4頭のチコリ（ベルギーのエンダイブ）

バターまたはマーガリン30ml/大さじ2

野菜ストックキューブ1個

熱湯15ml/大さじ1

タマネギ塩2.5ml/小さじ1/2

レモン汁30ml/大さじ2

傷んだり損傷した外側の葉を捨てて、チコリを整えます。苦味を抑えるために、それぞれの根元から円錐形の芯を取り除きます。チコリを1.5 cm/½の厚さに切り、1.25リットル/2¼ pt/5½カップのキャセロール皿 (ダッチ オーブン) に入れます。バターまたはマーガリンを別々に解凍器で1分半溶かします。チコリを注ぐ。沸騰したお湯にストックキューブを砕き、塩とレモン汁を加えます。チコリをスプーンでかけます。ラップ（ラップ）で覆い、蒸気を逃がすために2回切ります。皿を3回ひっくり返しながら、フルで9分間調理します。1分間放置してから、皿からのジュースを添えてください.

にんじんのライム煮込み

4人前

肉のシチューや狩猟肉用にデザインされた、濃いオレンジ色の人参料理です。

薄くスライスしたニンジン450g

ボーリング水60ml/大さじ4

バター30ml/大さじ2

ウコン1.5ml/小さじ1/4

細かくすりおろしたライムの皮 小さじ1/5ml

1.25 リットル/2¼ pt/5½ カップの皿ににんじんを入れ、沸騰したお湯を沸かします。ラップ（ラップ）で覆い、蒸気を逃がすために2回切ります。皿を3回ひっくり返しながら、フルで9分間調理します。2分間放置します。ドレイン。すぐにバター、ターメリック、ライムの皮を入れます。すぐに食べます。

シェリー酒のフェンネル

4人前

フェンネル900g

バターまたはマーガリン50g/2オンス/¼カップ

2.5ml/小さじ1/2の塩

フレンチマスタード7.5ml/小さじ1½

ミディアムドライシェリー30ml/大さじ2

2.5ml/小さじ1/2の干しタラゴンまたはみじん切りにした新鮮なタラゴン小さじ1/2 5ml

フェンネルを洗って乾かします。茶色の部分は捨てますが、「指」と緑の葉は残します。バターまたはマーガリンをふたをせずに、解凍器で1.5～2分間溶かします。残りの材料を軽く混ぜます。フェンネルの各頭を四分の一にし、深さ25cm/10インチの皿に置きます。バター混合物でコーティングします。プレートで覆い、皿を4回回転させながら、20分間完全に調理します。提供する前に7分間放置してください。

ネギのワイン煮 ハム添え

4人前

細ねぎ5本 全部で約450g

バターまたはマーガリン30ml/大さじ2（キッチンの温度で）

刻んだハム225 g/8 oz/2 カップ

赤ワイン60ml/大さじ4

塩と挽きたての黒胡椒

ネギのひげのついた端を切り取り、それぞれから10 cm/4 インチの緑色の「スカート」を除いてすべて切り落とします。ネギを慎重にほぼ上まで縦に半分にします。冷たい流水で葉の間をよく洗い、土や砂を取り除きます。25 x 20 cm/10 x 8 インチの皿にバターまたはマーガリンを入れます。解凍して1〜1分半溶かし、底と側面に刷毛で塗ります。ネギをベースの上に単層で配置します。生ハムと酒をふりかけて味を調えます。ラップ（ラップ）で覆い、蒸気を逃がすために2回切ります。皿を2回ひっくり返しながら、フルで15分間調理します。5分間放置します。

ネギのキャセロール

4人前

細ねぎ5本 全部で約450g

バターまたはマーガリン30ml/大さじ2

野菜ストック60ml/大さじ4

塩と挽きたての黒胡椒

ネギのひげのついた端を切り取り、それぞれから 10 cm/4 インチの緑色の「スカート」を除いてすべて切り落とします。ネギを慎重にほぼ上まで縦に半分にします。冷たい流水で葉の間をよく洗い、土や砂を取り除きます。厚さ1.5cm/1/2に切る。1.75リットル/3 pt/7½ カップのキャセロール皿 (ダッチ オーブン) に入れます。別のボウルにバターまたはマーガリンを入れ、1分半解凍します。だし汁を加えて味を調えます。ネギの上にスプーン。プレートで覆い、2回かき混ぜながら、フルで10分間調理します。

セロリのキャセロール

4人前

ネギのキャセロールと同様に準備しますが、ネギの代わりに洗浄したセロリ 450 g を使用します。お好みで、みじん切りにした玉ねぎを加えて、さらに1分半ほど炒めます。

ピーマンの肉詰め

4人前

ピーマン4個

バターまたはマーガリン30ml/大さじ2

玉ねぎ1個、みじん切り

225 g/8 oz/2 カップの赤身ミンチ(ひき肉) ビーフ

長粒米30ml/大さじ2

5 ml/小さじ1 のドライ ミックス ハーブ

塩 小さじ1/5ml

120 ml/4 液量オンス/¼ カップのお湯

ピーマンの上を切り取り、予約します。各コショウから内部の繊維と種を捨てます。倒れずに直立するように、各ベースから薄いスライバーを切り取ります。バターまたはマーガリンを皿に入れ、フルレンジで1分間加熱します。タマネギを追加します。ふたをせずにフルで 3 分間調理します。肉をフォークで崩しながら混ぜ合わせる。ふたをせずにフルで 3 分間調理します。米、ハーブ、塩、大さじ 4 杯の水 60 ml を入れてかき混ぜます。混合物をピーマンにスプーンで入れます。きれいな深皿に直立させて閉じます。ふたを元に戻し、グレービーソース用のピーマンの周りの皿に残りの水を注ぎます。ラップ（ラップ）で覆い、蒸気を逃がすために2回切ります。皿を2回ひっくり返しながら、フルで15分間調理します。サーブする前に10分間放置してください。

ピーマンのトマト肉詰め

4人前

ピーマンの肉詰めと同じように準備しますが、水の代わりに砂糖小さじ10mlで甘くしたトマトジュースを使用します。

七面鳥を詰めたペッパーのレモンとタイム添え

4人前

ピーマンの肉詰めと同じように準備しますが、牛肉の代わりに七面鳥のひき肉を、混合ハーブの代わりに小さじ 1/2 杯のタイム 2.5 ml を使用します。細かくすりおろしたレモンの皮5ml/小さじ1を加える。

ポーランド風クリームマッシュルーム

6人前

きのこがどんな食卓にも並ぶポーランドとロシアでは当たり前のことです。新じゃがとゆで卵を添えて食べます。

バターまたはマーガリン30ml/大さじ2

ボタンマッシュルーム450g

コーンフラワー（コーンスターチ）30ml/大さじ2

冷水30ml/大さじ2

サワー（乳製品のサワー）クリーム300ml/½pt/1¼カップ

塩10ml/小さじ2

バターまたはマーガリンを深さ2.25リットル/4 pt/10カップの皿に入れます。ふたをせず、解凍して1分半解凍します。きのこを混ぜます。プレートで覆い、2回かき混ぜながら5分間完全に調理します。コーンフラワーを水と滑らかにブレンドし、クリームをかき混ぜます。きのこを軽くかき混ぜます。前と同じように蓋をして、3回かき混ぜながら7～8分間、濃厚でクリーミーになるまで完全に調理します。塩をまぶして、すぐに食べます。

パプリカマッシュルーム

サーブ6

ポーランド風クリームマッシュルームと同じように準備しますが、溶かす前にバターまたはマーガリンに砕いたニンニク1片を加えます. トマトピューレ（ペースト）とパプリカをそれぞれ15ml/大さじ1ずつ、マッシュルームと混ぜ合わせます。小さめのパスタを添えて。

きのこのカレー

サーブ6

ポーランド風クリームマッシュルームと同じように準備しますが、溶ける前にバターまたはマーガリンにマイルドカレーペースト15–30 ml/大さじ1–2と砕いたニンニク1片を加えます. クリームの代わりに濃厚なプレーン ヨーグルトを使用し、10 ml/小さじ 2 のきび砂糖と塩を加えます。ご飯と一緒にお召し上がりください。

レンズ豆ダール

6〜7人分

インドにルーツを持つ独特のオリエンタルなこのレンティル ダールは、無数のスパイスで優雅に風味付けされており、カレーの伴奏として、または栄養価の高い完全な食事としてご飯と一緒に提供できます。

50g/2オンス/¼カップのギー、バターまたはマーガリン

玉ねぎ4個、みじん切り

つぶしたにんにく1〜2片

225 g/8 oz/11/3 カップのオレンジ色のレンズ豆をよくすすいでください

ウコン5ml/小さじ1

パプリカ 小さじ1/5ml

すりおろした生姜2.5ml/小さじ1/2

ガラムマサラ20ml/小さじ4

カイエンペッパー1.5ml/小さじ1/4

グリーンカルダモンのさや4個分の種

トマトピューレ（ペースト） 15ml/大さじ1

750 ml/1¼ ポイント/3 カップの熱湯

塩7.5ml/小さじ1½

刻んだコリアンダーの葉（飾り用）

ギー、バター、またはマーガリンを 1.75 リットル/3 pt/7½ カップのキャセロール皿 (ダッチ オーブン) に入れます。ふたをせず、フルで 1 分間加熱します。玉ねぎとにんにくを混ぜます。お皿をかぶせて、満タンで3分焼きます。残りのすべての材料をかき混ぜます。プレートで覆い、フルで 15 分間調理し、4 回かき混ぜます。3分間放置します。個人的な好みで濃すぎる場合は、少し多めの熱湯で薄めてください。コリアンダーを添えて提供する前に、フォークでふんわりさせます。

玉葱とトマトのダル

6～7人分

玉ねぎ3個

50g/2オンス/¼カップのギー、バターまたはマーガリン

つぶしたにんにく1～2片

225 g/8 oz/11/3 カップのオレンジ色のレンズ豆をよくすすいでください

トマト3 個、湯通しし、皮をむき、みじん切りにする

ウコン5ml/小さじ1

パプリカ 小さじ1/5ml

すりおろした生姜2.5ml/小さじ1/2

ガラムマサラ20ml/小さじ4

カイエンペッパー1.5ml/小さじ1/4

グリーンカルダモンのさや4個分の種

トマトピューレ（ペースト） 15ml/大さじ1

750 ml/1¼ ポイント/3 カップの熱湯

塩7.5ml/小さじ1½

玉ねぎ大1個、薄切り

ヒマワリ油またはコーン油10ml/小さじ2

玉ねぎ1個は薄切り、残りはみじん切りにする。ギー、バター、またはマーガリンを 1.75 リットル/3 pt/7½ カップのキャセロー

ル皿 (ダッチ オーブン) に入れます。ふたをせず、フルで 1 分間加熱します。みじん切りにした玉ねぎとにんにくを混ぜ合わせる。お皿をかぶせて、満タンで3分焼きます。残りの材料をすべて入れてかき混ぜます。プレートで覆い、4 回かき混ぜながら 15 分間フルに調理します。3分間放置します。個人的な好みで濃すぎる場合は、少し多めの熱湯で薄めてください。スライスしたタマネギを輪切りにし、通常の方法で油で軽く黄金色になりカリカリになるまで炒めます。オニオン リングを添えて提供する前に、ダルをフォークでふんわりさせます。（または、スライスしたタマネギを省略し、代わりにスーパーマーケットで入手できる既製のフライドオニオンを飾ります.）

ベジタブルマドラス

4人前

25 g/1 オンス/大さじ 2 のギーまたは 15 ml/大さじ 1 の落花生 (ピーナッツ) 油

玉ねぎ 1個（皮をむいてみじん切り）

ニラ 1 本

つぶしたにんにく 2片

ホットカレーパウダー 15ml/大さじ1

クミン 5ml/小さじ1

ガラムマサラ 小さじ1/5ml

ウコン 2.5ml/小さじ1/2

レモン1個分の果汁

野菜ストック 150ml/¼pt/2/3 カップ

トマトピューレ（ペースト） 30ml/大さじ2

ローストカシューナッツ 30ml/大さじ2

450 g/1 ポンドの混合調理済み根菜、さいの目に切った

茹でた玄米 175g/3/4 カップ

奉仕するポパドム

ギーまたはオイルを 2.5 リットル/4½ pt/11 カップの皿に入れます。ふたをせず、フルで 1 分間加熱します。玉ねぎ、ニラ、にんにくを加えてよく混ぜ合わせる。ふたをせずにフルで 3 分間調理します。カレー粉、クミン、ガラムマサラ、ターメリック、レモン汁を加えます。2回かき混ぜながら、フルで3分間調理します。だし汁、トマトピューレ、カシューナッツを加える。ひっくり返したプレートで覆い、フルで5分間調理します。野菜をかき混ぜます。前と同じように蓋をして、フルで4分間加熱します。玄米とポパドムを添えて。

ミックスベジタブルカレー

6人前

赤または緑（ピーマン）などの混合野菜1.6kg ズッキーニ（ズッキーニ）; 皮をむいていないナス（ナス）; 人参; ポテト; 芽キャベツまたはブロッコリー; 玉ねぎ; ニラ

落花生（ピーナッツ）またはコーンオイル30ml/大さじ2

つぶしたにんにく2片

トマトピューレ（ペースト） 60ml/大さじ4

ガラムマサラ45ml/大さじ3

マイルド、ミディアム、またはホットのカレー粉30ml/大さじ2

コリアンダー（コリアンダー） 5ml/小さじ1

クミン5ml/小さじ1

塩15ml/大さじ1

ベイリーフ1枚

400 g/14 oz/1 缶のトマトのみじん切り

上白糖（上白糖） 15ml/大さじ1

150 ml/¼ pt/2/3 カップの熱湯

茹でたバスマティ米または長粒米250 g/たっぷり1カップ

濃厚なプレーンヨーグルト（お召し上がりください）

野菜は種類ごとに用意する。必要に応じて、小さな立方体またはスライスにカットします。2.75 リットル/5 pt/12 カップの深皿に入れます。沸騰したお湯とご飯以外の材料を全て混ぜ合わせます。大きなお皿に蓋をして、野菜が柔らかくなるまで4回かき混ぜながら、25～30分間フルで調理します。ローリエを取り除き、水を加えて混ぜ合わせ、調味料で味を調整します。カレーには追加の塩が必要な場合があります。ご飯と濃厚なプレーンヨーグルトを添えて。

ゼリー地中海サラダ

6人前

300 ml/½ pt/1¼ カップの冷たい野菜ストックまたは野菜調理用水

粉ゼラチン15ml/大さじ1

トマトジュース45ml/大さじ3

赤ワイン45ml/大さじ3

ピーマン1 個（種を取り、細切りにする）

トマト2 個、湯通しし、皮をむき、みじん切りにする

水気を切ったケッパー30ml/大さじ2

50g/2オンス/1/4カップのキュウリのみじん切り（コーニコン）

スライスしたオリーブの詰め物12個

アンチョビソース10ml/小さじ2

45ml/大さじ3杯のストックまたはベジタブルクッキングウォーターをボウルに注ぎます。ゼラチンを混ぜます。5分間放置して柔らかくします。ふたをせず、解凍して２～２分半解凍します。残りのストックをトマトジュースとワインでかき混ぜます。冷めたら蓋をして、とろみが出て固まるまで冷やします。コショウのストリップをボウルに入れ、沸騰したお湯で覆います。5分間放置して柔らかくしてから、水気を切ります。トマトとコショウのストリップを、残りのすべての材料と一緒にゼリーに入れます。1.25 リットル/2¼ pt/5½ カップの湿ったゼリー型または容器に移します。蓋をして固まるまで数時間冷やします。提供するには、型または洗面器をお湯のボウルに浸して緩め、熱した湿ったナイフで側面をそっと動かします. 提供する前にぬれた皿にひっくり返します。(濡らすことでゼリーのくっつきが止まります。)

CPSIA information can be obtained
at www.ICGtesting.com
Printed in the USA
LVHW080525210323
742064LV00014B/381

9 781783 812127